図解

あなたの近くの危険な人物！

サイコパスの話

監修：精神科医
名越康文

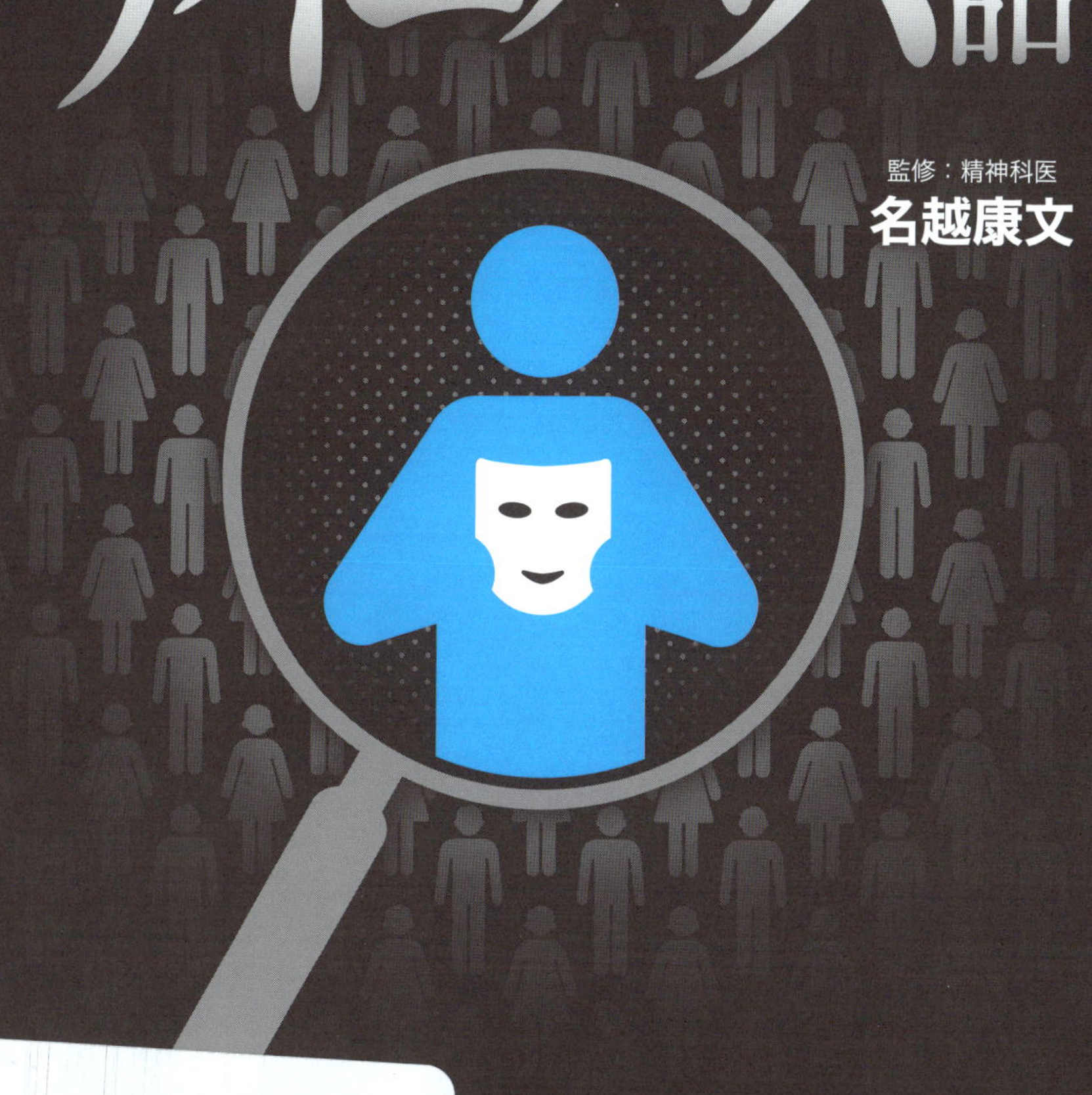

日本文芸社

図解　サイコパスの話 ―― 目次

第4章　サイコパスとの付き合い方

第1章

サイコパスってなんだ?

こんな人、知り合いにいませんか？

身近なあの人がサイコパスかも!?

良心や善意のない恐ろしい精神

近年、「サイコパス」という言葉をよく聞くようになりました。おそらく、ほとんどの人がサイコパスと聞くと「連続殺人犯」のような冷酷で残忍な凶悪犯罪者を思い浮かべるのではないでしょうか？

しかし、サイコパスは必ずしも犯罪者というわけではありません。むしろ、**普通の人たちと一緒に普通に生活しているサイコパスのほうが多い**のです。

サイコパスがどの程度存在するかは諸説ありますが、アメリカでは人口の約４％という研究結果が出ています。一方、日本を含む東南アジア地域では割合が下がり、おおよそ１００人にひとりかふたりといわれています。

そもそも、サイコパスは反社会的な人格を表す診断上の概念であり、明確な定義がありません。日本では「精神病質（サイコパシー）」と呼ばれていますが、精神医学では「反社会性パーソナリティ障がい」というのが診断基準です。

その特徴を一言で表すと、「良心や善意を持たない人」となるでしょう。通常、どんな犯罪者でも良心の呵責《かしゃく》や罪悪感があるものですが、サイコパスにはない場合があります。そのため、ウソをついて人をだましても、人を意味もなく傷つけたり殺しても、罪の意識を感じないことがあるという恐ろしい精神構造をしているのです。

それにも関わらず、サイコパスは人を引きつけるという、大変やっかいな特徴も持っています。そして、恐ろしいことにこうした人物が、身近に潜んでいるのです。

トークがうまく魅力的

サイコパスの大きな特徴のひとつに、**口が達者でプレゼンテーションの能力が非常に高い**ことが挙げられます。

サイコパスは恐怖や不安、緊張を感じることがないため、普通の人ならばあがってしまうような大舞台でも、堂々と振る舞うことができます。そして、平然とウソをつけるので、荒唐無稽な夢であってもいとも簡単に実現できるかのように語ります。しかも、トークは軽妙で巧みに冗談を織り交ぜ、聴衆を楽しませるのですから、非の打ち所がありません。

こうしたプレゼンテーションに魅力を感じる人は非常に多いはずです。そのため、サイコパスと知らずにファンになってしまう人が少なくありません。

そうして集めたファンや支持者を、**サイコパスはとことん自分のためだけに利用します**。語った内容が真実かどうかは関係ありません。ただ、利用できる人間を集められれば、それでいいのです。

特徴1　高いプレゼンテーション能力

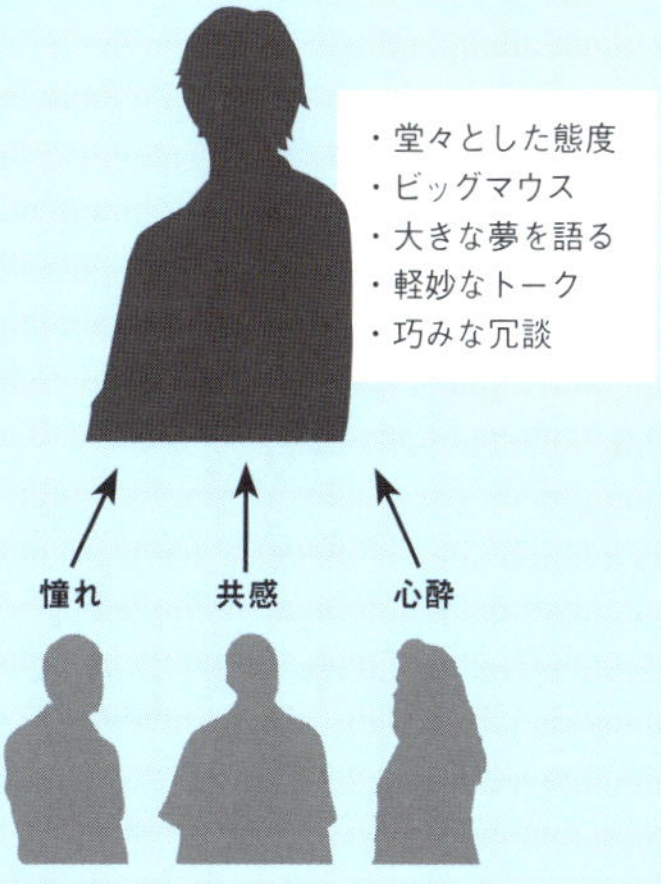
・堂々とした態度
・ビッグマウス
・大きな夢を語る
・軽妙なトーク
・巧みな冗談
憧れ
共感
心酔

特徴2　サイコパスはこんな人

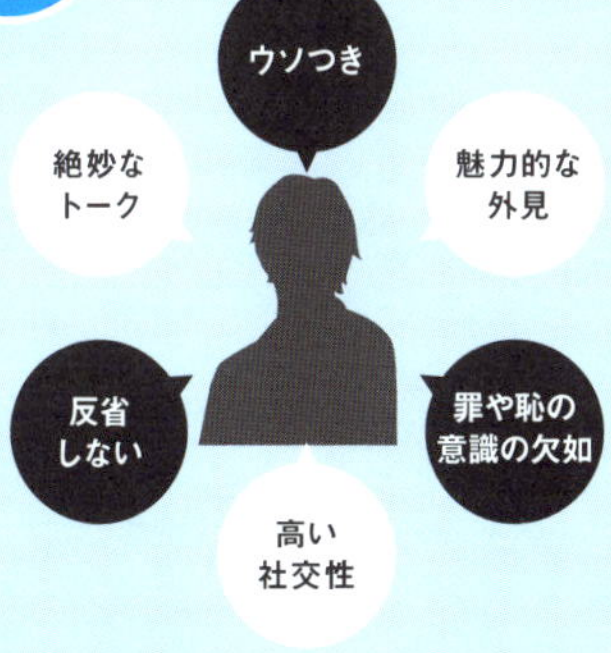
ウソつき
魅力的な外見
罪や恥の意識の欠如
高い社交性
反省しない
絶妙なトーク

サイコパスは、人を引きつける魅力にあふれる一方で、平気でウソをついて人をだまし、それがバレても後悔や反省は皆無。罪悪感も恥の意識もないのが特徴だ。

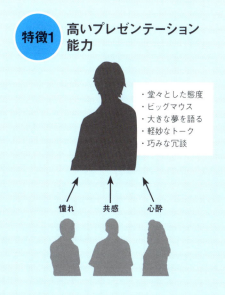

平然とウソをつき、人を取り込む

サイコパスは、明るく愛想が良く、とても丁寧に話すため**好ましい人物という印象を与えます**。これは、もちろんある種の演技なのですが、人を引きつける方法を知っているということでしょう。

その半面、自分を良く見せるために、常にビッグマウスで平然とあり得ないウソをつき、経歴の詐称や話を盛るのも当たり前、場に合わせて主張もコロコロ変えてきます。

仮にウソや過去の発言との矛盾を指摘されても彼らは気にしません。「そんなことは言っていない」と**堂々と開き直り、恥じることもありません**。それどころか、不当な非難を受ける〝悲劇のヒロイン〟を気取りさえもします。

そして、非常に困ったことに、サイコパスは一見、好人物で堂々としているために、一定数の人間がサイコパスのことを信じ、弁護や擁護をし始めるのです。これは非常によくあることなので、十分注意してください。

特徴3　好人物に思えるが…

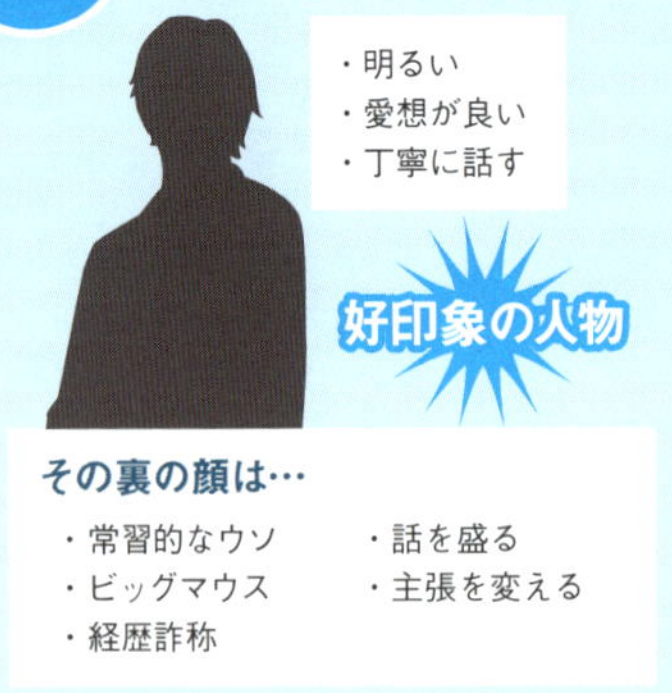

・明るい
・愛想が良い
・丁寧に話す
好印象の人物
その裏の顔は…
・常習的なウソ
・ビッグマウス
・経歴詐称
・話を盛る
・主張を変える

サイコパスは、明るくて愛想も良く、丁寧に話すので好印象に映るが、内面はまったくの別物である。

特徴4　ウソがバレたとしても…

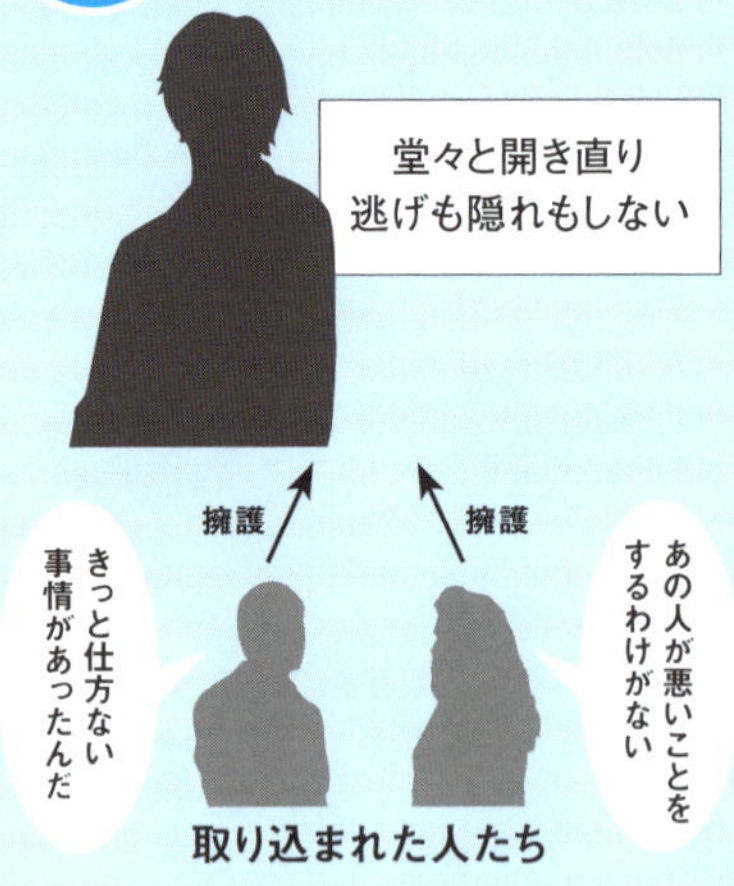

堂々と開き直り
逃げも隠れもしない
擁護
擁護
きっと仕方ない事情があったんだ
あの人が悪いことをするわけがない
取り込まれた人たち

衝動的でキレやすい

　人間には食欲や性欲、睡眠欲など本能的な欲望や暴力的な衝動にかられることがあります。しかし、他人の食事を勝手に食べてしまったり、いきなり異性に抱きついたり、地面で寝たりはしませんし、気に入らないからといっていきなり相手を殴ったりもしません。良心や社会の規範を守ろうとする理性が本能的な行動を止めるのです。

　しかし、**理性がなくなるほど興奮すれば、普通の人でも本能の赴《おもむ》くままこうした行動を取ってしまいます**。いわゆる、キレた状態です。

　さて、サイコパスにはそもそも善意や良心がなく、社会の規範を守るという考えが希薄です。つまり、理性のブロックが非常に弱いのです。そのため、些細なことでキレやすく、本能的な欲求や衝動に身を任せてしまいます。「瞬間湯沸かし器」とあだ名がつくようなキレやすい人が身近にいませんか？　もしかすると、その人はサイコパスなのかもしれません。

特徴5　理性のブロックが効かないサイコパス

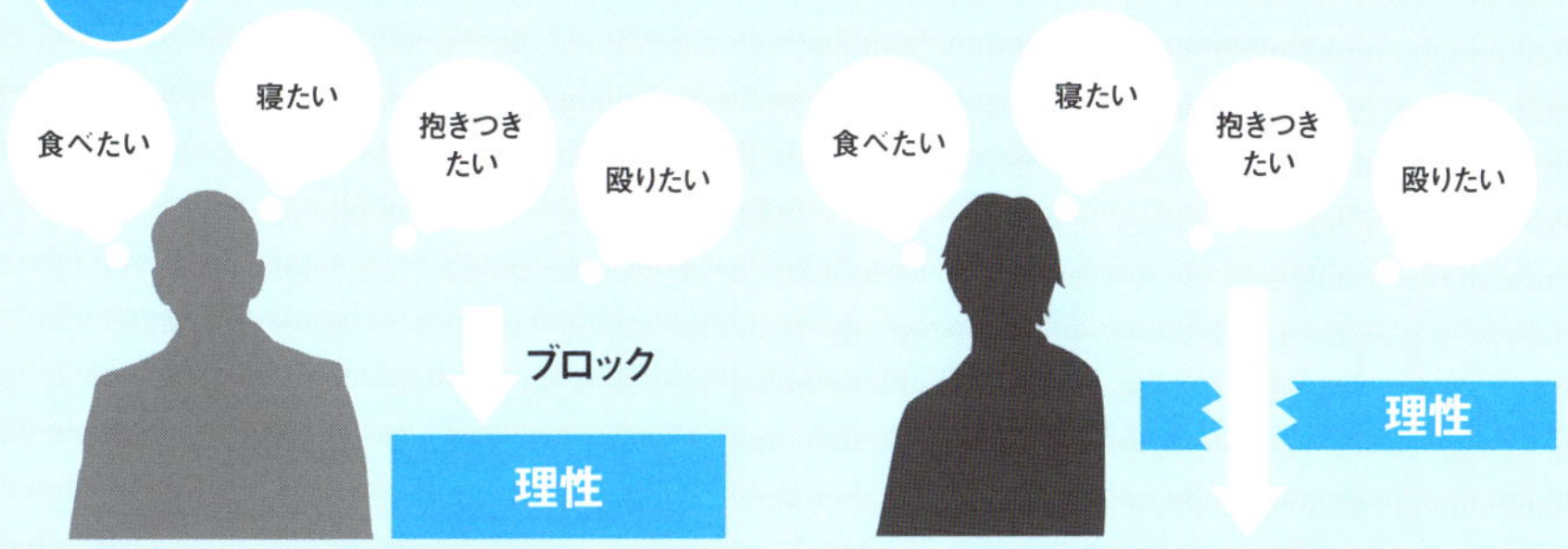

普通の人は、強い欲求や衝動も理性によって抑えることができる。良心や他人を思いやる心もあるため、激しく感情を高ぶらせない限り、衝動的な行動を取ることはあり得ないのだ。

サイコパスの理性は働きにくく、強い欲求や衝動を止めることができない場合もある。しかも、他人の痛みもわからないので、怒りに任せて人を殴ってしまうなど、衝動的な行動を起こしてしまいやすい。

後悔や罪悪感とは無縁

　サイコパスの犯罪では、殺人を犯した直後に平然と仕事をしていたケースが多数ありました。犯罪の動機を聞かれても、「なにが悪いのかわからない」といった返答をしたケースもあるそうです。心神喪失で自分のしたことがわからないのではなく、しっかり理解しているにも関わらずです。

　とても恐ろしい話ですが、これがサイコパスの特徴でもあります。**他者の感情や痛みに対する共感性が低く、「相手を思いやる」という感覚が乏しい**ため、他人がどうなろうと知ったことではありません。

　そして、罪の意識も恥の概念も持ち合わせていませんので、犯罪を犯して捕まっても後悔することも、反省することもほとんどないのです。

　サイコパスが、罪悪感や反省を口にすることがありますが、それはそうしたほうが自分に有利になるという計算の上での行動で、決して本心から出た言葉ではないと思われています。

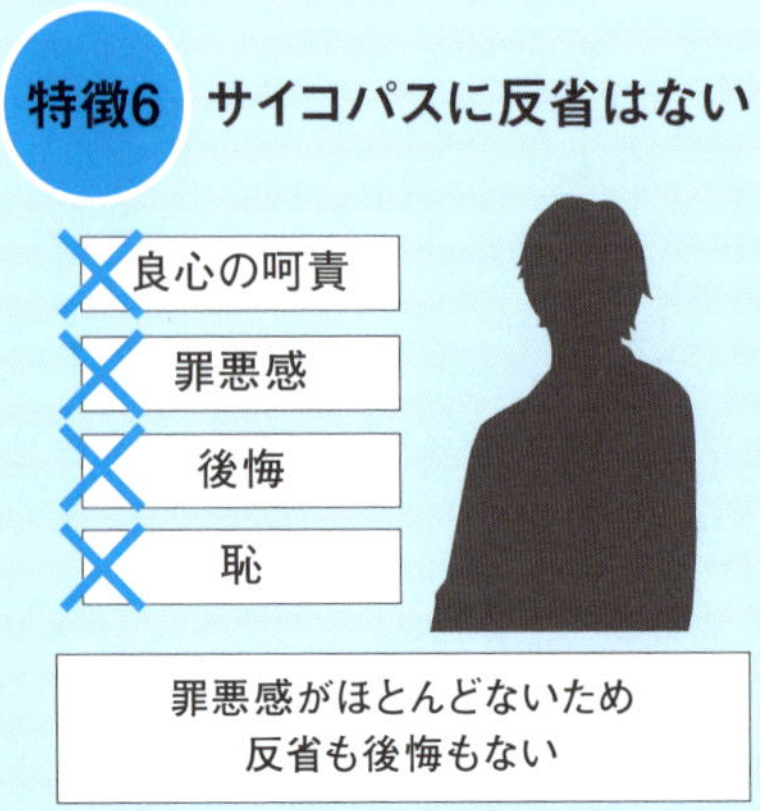

特徴6
サイコパスに反省はない
良心の呵責
罪悪感
後悔
恥
罪悪感がほとんどないため
反省も後悔もない

サイコパスは、悪いことをしたという自覚がほとんどなく、警察に捕まって恥ずかしいという気持ちも少ないため、反省も後悔する可能性はかなり低いのだ。

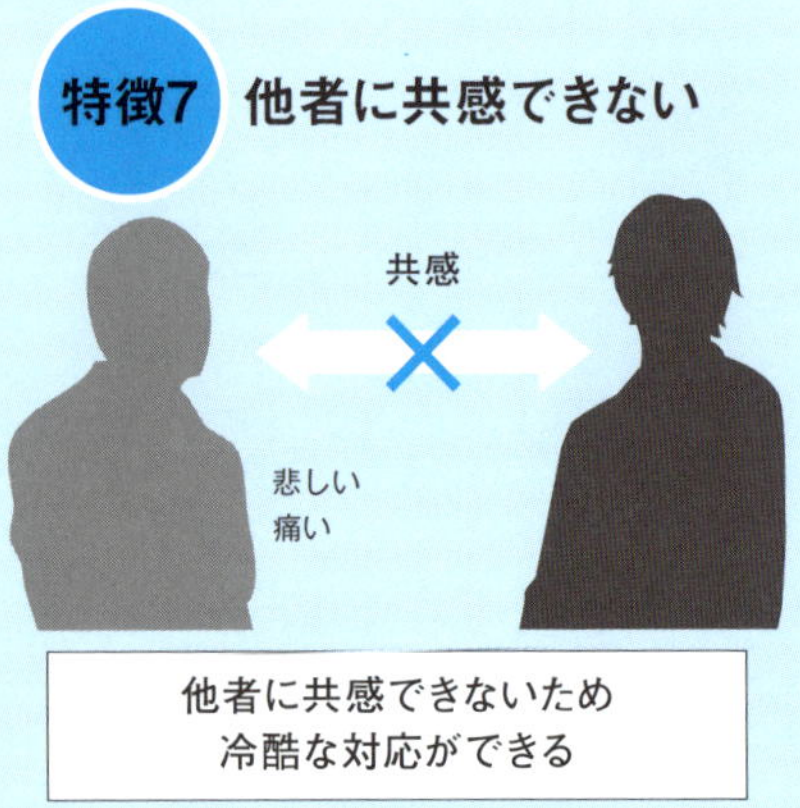

特徴7
他者に共感できない
共感
悲しい
痛い
他者に共感できないため
冷酷な対応ができる

サイコパスは、他者の感情や痛みといったことにあまり共感できない。そのため、どんな残酷なことでも、躊躇せずに行うことができるという特徴がある。

同情を引こうとする

サイコパスは、相手に同情することはほとんどありませんが、相手の同情心を巧みに利用することには長《た》けています。可哀想な人のふりをして同情を引き、他人を利用しようとするのです。

サイコパスが同情心に訴えかける手段は、病気やケガのふりなどいくつかありますが、**一番強力な武器となるのは涙です**。サイコパスは、普通の人たちが涙にとても弱く、泣いている相手には誰もが優しく接することを経験で知っています。

そのため、ウソがばれるなど自分の悪事や失敗が追及されると涙を流して、**同情心に訴えかけその場を逃れようとする**のです。

もし、身近にちょっと怒られただけで泣き出す人がいたら、その人物はサイコパスなのかもしれません。もちろん、ただの泣き虫かもしれませんので即断はできませんが、気持ちが優しい人はその善良な心につけ込まれないように十分注意してください。

特徴8　同情心につけ込み他者を利用

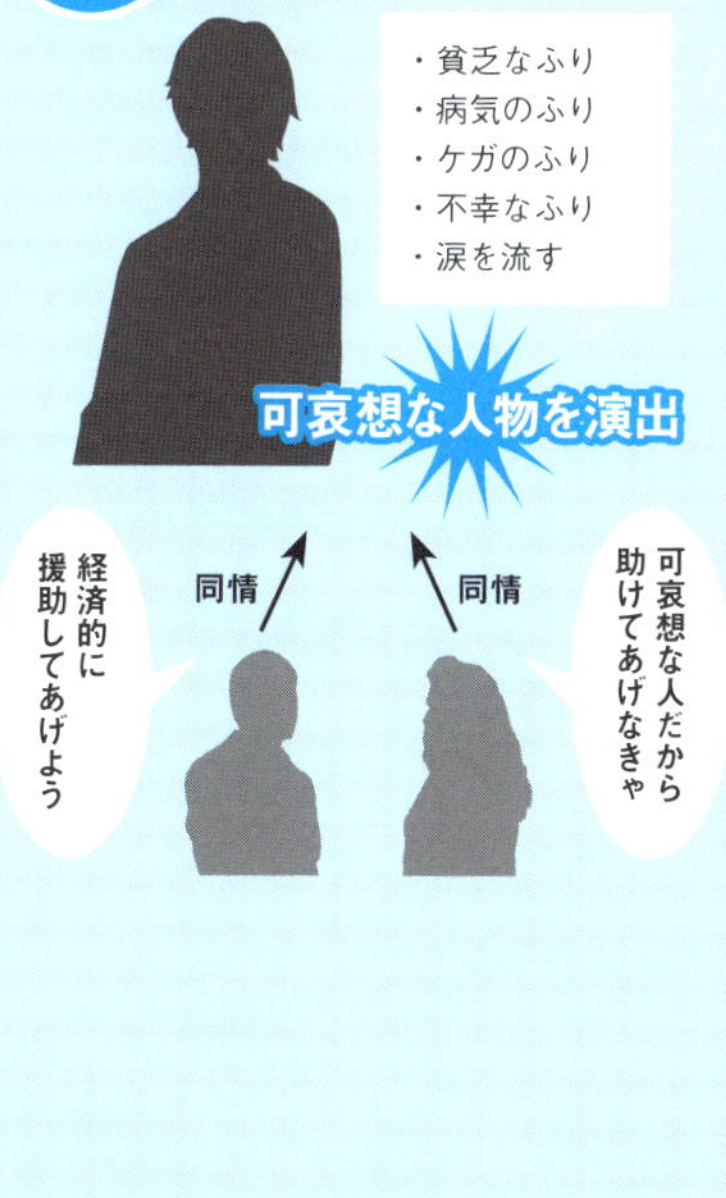
・貧乏なふり
・病気のふり
・ケガのふり
・不幸なふり
・涙を流す
可哀想な人物を演出
同情
同情
経済的に援助してあげよう
可哀想な人だから助けてあげなきゃ

特徴9　泣くことで身を守るサイコパス

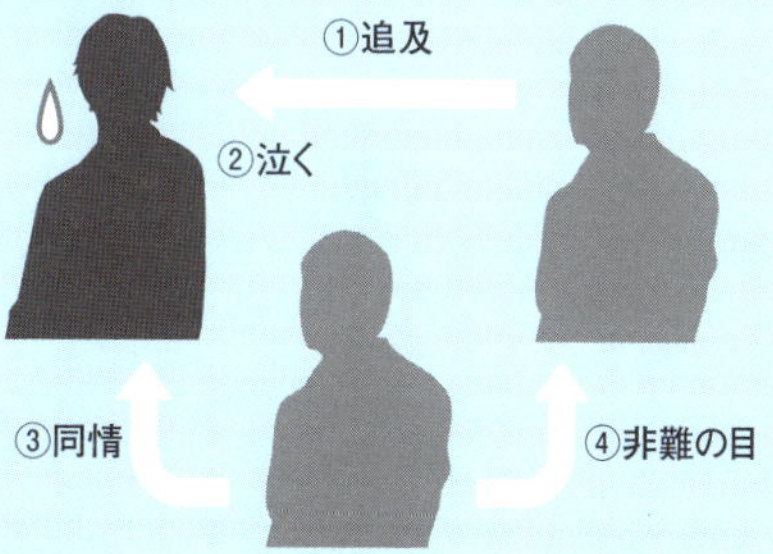
①追及
②泣く
③同情
④非難の目

自分の非を追及されたサイコパスは、泣くことによって同情を買い、追及を切り抜けようとする。これにより、場合によっては、追及した側が非難の目にさらされることもある。

責められると逆ギレ

　サイコパスは、前述したように反省や後悔といった心の働きが極めて希薄です。そのため、ウソや失敗などの責任を追及されると、**平然と他者に責任転嫁をしてきます**。誤魔化しきれなければ、開き直ったり、無視したりします。

　それでも追及の手が緩まず窮地に追い込まれると、涙、つまり泣き落としで誤魔化そうとするか、逆ギレによって相手を叩き潰してでも自分の立場を守ろうとします。

　普通の人もそういった行動をとることがありますが、サイコパスが怖いのは、**逆ギレした場合、何をするかわからない**ということです。

　自分の利益のためであれば、暴力も躊躇《ちゅうちょ》なく行使できるのがサイコパス。追及している人間に対して危害を加える可能性も十分考えられるのです。

　相手がサイコパスかもしれない場合は、不本意かもしれませんが、責任の追及は逆恨みされない程度にとどめておくのが無難でしょう。

特徴10　責任を追及されると平然と責任転嫁

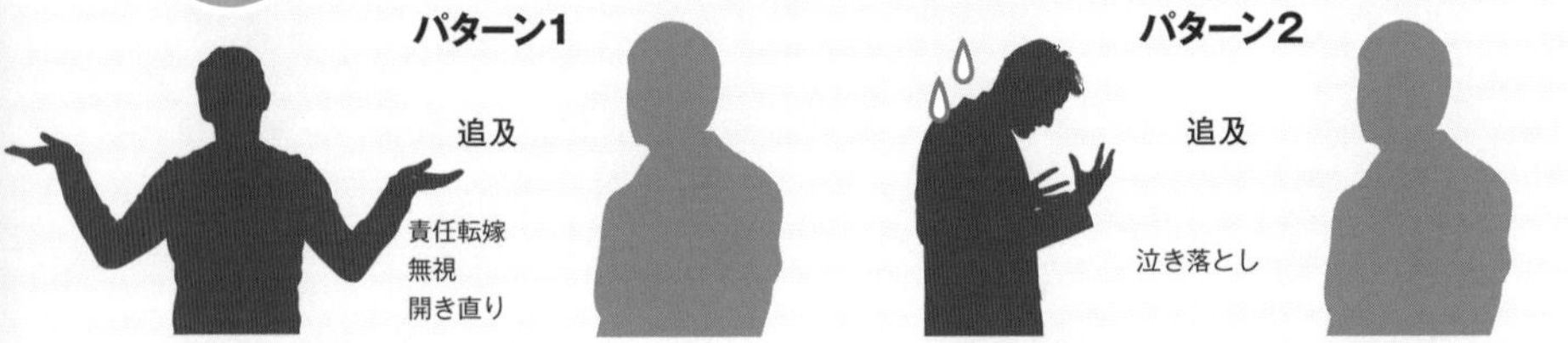

パターン1
追及
責任転嫁
無視
開き直り
パターン2
追及
泣き落とし

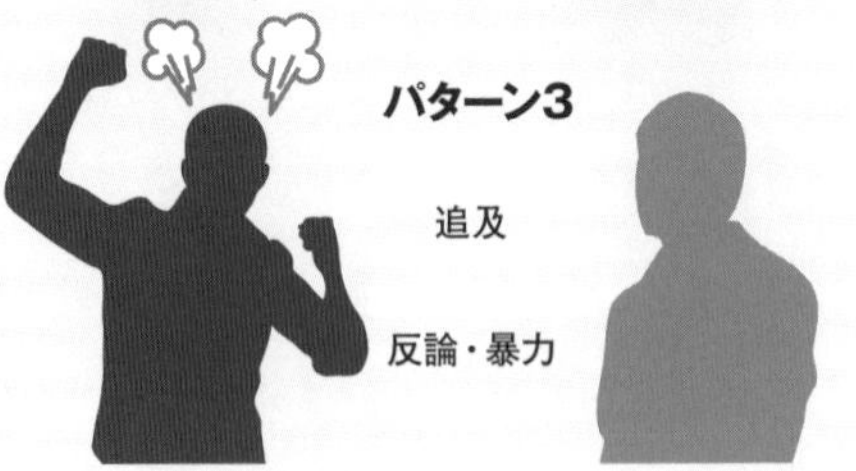

パターン3
追及
反論・暴力

サイコパスは、自分が責められる側になると、まずは責任転嫁、無視、開き直りで追及から逃げようとする。それでも追及の手が緩まない場合、泣き落としで同情を買うか逆ギレして逆襲に転じるのだ。サイコパスは暴力をふるうことが悪いこととは考えていないので、逆ギレまで追い込むのは非常に危険だ。

凶悪犯罪者は皆サイコパスか？

良心のブレーキがないサイコパス

歯止めが利かないのが最大の特徴

サイコパスには良心がほとんどないと聞くと、「サイコパス＝全員が凶悪な犯罪者」というイメージを持つ方が多いのではないでしょうか？

たしかに、連続殺人犯のような冷酷で凶悪な犯罪者にサイコパスが多い傾向にあります。しかし、ここまで説明してきた特徴からもわかるように、犯罪を犯さず、一般社会に溶け込んで暮らしているサイコパスが少なからずいるのです。

サイコパスではない凶悪犯罪者は、普通の人に比べれば罪悪感に乏しかったり、基準が歪んでいたりするのですが、基本的には心のどこかに良心があります。ただし、その働きが非常に弱く、欲望や衝動にブレーキをかけられないのです。そのため、犯罪を犯したあとに、罪悪感や良心の呵責に耐えられなくなり、反省や後悔をします。また、欲求や衝動を自分では止められないので、誰かに止めてもらいたいと考えている人や、罪の重さに耐えきれなくなり、自殺する人もいるのです。

こうした人たちは、壊れている良心のブレーキを効くようにしてあげればいいので、刑務所に入ることで更生する可能性があります。

ところが、サイコパスには良心がほとんどありません。ブレーキをかけることなく凶悪な犯罪に手を染め、逮捕されても反省しないのです。

有罪判決を受け刑務所に収監されても、更生する可能性は極めて低いといえます。もともと良心のブレーキがほとんど存在しないため、あとから取り付けようとしても上手くいかないのです。

犯罪者に占めるサイコパスの割合

犯罪者のなかにサイコパスはいったいどれくらい含まれているのでしょうか？

サイコパスの定義によっても変わりますが、カナダの犯罪心理学者ロバート・ヘアの研究では、**刑務所にいる受刑者のおおよそ20％**を占めるという結果が出たそうです。さらに、重大犯罪に絞ると、その割合は50％を超えていました。

世の中にサイコパスが存在する割合から考えれば、サイコパスが犯罪を犯す確率が高いことは間違いありません。

また同調査によれば、**サイコパスの累犯率《るいはんりつ》は普通の犯罪者の2倍**、**暴力的な犯罪の場合は3倍以上**だったそうです。

前述したようにサイコパスは反省する可能性が低く、欲望や衝動を抑えられません。そのため、累犯率が高く、かつ「ムカついたので殴った」といった、衝動的な暴力事件を起こしやすいことが、この調査結果からも見えてきます。

受刑者のサイコパス率

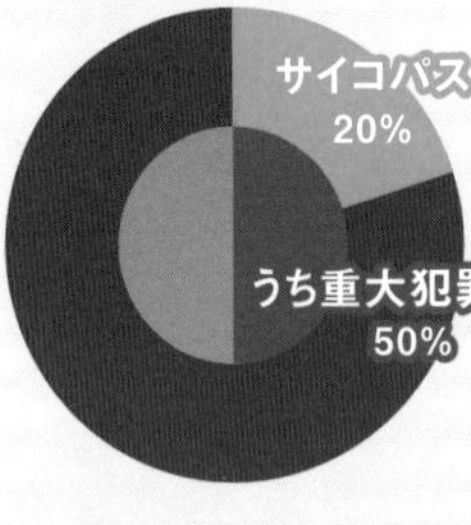

ロバート・ヘアの調査では、受刑者の平均20%がサイコパスで、重大犯罪に限れば50%以上がサイコパスによるもの。アメリカの刑務所に収監されている人数から割り出すと、サイコパスは50万人という驚きの調査結果もある。

サイコパスの累犯率

通常の犯罪…2倍

暴力的な犯罪…3倍

サイコパスの累犯率は、普通の人と比較すると通常の犯罪で約２倍、暴力的な犯罪で約３倍という、ロバート・ヘアの調査結果がある。良心がほとんどなく反省する可能性が低いサイコパスは、同じ犯罪を繰り返す傾向が強いのだ。暴力的な犯罪の累犯率が高いのは、衝動を抑えられないというサイコパスの特徴がよく現れている。

column
世界を震撼させたサイコパスの凶悪犯罪

メアリー・フローラ・ベル

1968年5月、当時10歳だったメアリー・ベルは、4歳の男児を絞殺、7月には3歳の男児を絞殺した。警察を挑発したり、遺族に「子どもが死んでどう思うか」を聞きにいったりと異常な行動が多く、犠牲者の出棺の際にはニヤニヤ笑っていたという。大ウソつきで感情と呼べるものがなく、陪審員に好印象を与えるために演技するなど、典型的なサイコパスの特徴を持つ10歳の女児の凶行は、社会に衝撃を与えた。

ジョン・ウェイン・ゲイシー

子供たちを楽しませるため、パーティなどでピエロに扮することが多く「キラー・クラウン」（殺人ピエロ）の異名を持つアメリカの連続殺人者。表の顔は資産家でチャリティー活動も行う模範的市民だったが、裏の顔は1972年から1978年のあいだに、少年を中心に33名に性的暴行を加えたうえで殺害し、その遺体を自宅の地下や川に遺棄していた凶悪犯だった。

アンドレイ・ロマノヴィチ・チカチーロ

1978年から1990年にかけて52人を殺害した、旧ソビエトの連続殺人鬼。「ロストフの殺し屋」、「赤い切り裂き魔」という異名を持つ。性的不能者だった彼は、それを笑った売春婦に激昂し刺殺したが、そのとき人を傷つけることで性的興奮を得ることを知り、以降、老若男女を問わず毒牙にかけた。七三分けに黒ぶちメガネという真面目そうな身なりで人柄も誠実で温厚だったが、その正体は恐ろしい殺人鬼だった。

ジェーン・トッパン

アメリカ、ケンブリッジ病院の看護師だったジェーン・トッパンは、1895年から1901年にかけて患者に致死量のモルヒネを打ち、31人を殺害した女性のサイコパス。職場では明るく人当たりがよいことから「陽気なジェーン」と呼ばれ、同僚からも患者からも慕われていた。逮捕された際、殺人の動機を聞かれた彼女は、罪悪感も後悔もまったくないと答えたが、当時はサイコパスの概念がなかったため、それが「精神錯乱」と診断され無罪放免になった。

性格のオレンジ理論とは?

サイコパスの心は構造が違う!?

存在しない感情があるという説

「性格のオレンジ理論」というのは、人間の性格をオレンジにたとえて説明したものです。オレンジを横に切ったとき、その断面には円グラフのように分割された房《ふさ》が並んでいます。房の大きさは基本的には均等ですが、大きい房、小さい房もあり、それがオレンジの個体差となります。

このひとつひとつの**房が「同情心」「責任感」「恐怖心」など、人間の性格を構成する要素**と考えます。人によって房の大きさが変わるため、同情心の強い「優しい人」、責任感の強い「真面目な人」、恐怖心の強い「怖がりな人」など、それぞれ性格が変わるというわけです。

ただし、房の大きさに違いはあっても、房の数は誰もが一緒です。つまり、人間には大小の差はあっても、すべての感情が備わっているのです。

ところが、サイコパスにはこれがあてはまらないという説があります。同情心や良心などの房が存在しないため、こうした感情を抱かないという説です。生まれつき存在しないのか、生育の過程で欠落してしまったのかはわかりませんが、とにかく**感情をつかさどる部分がポッカリと空いている**可能性が高いといわれているのです。

ひとつ注意しておきたいのは、オレンジにも極端に小さい房があるように、同情心や良心が極端に小さいサイコパスに限りなく近い人も存在していること。前述したように、受刑者の80%はサイコパスではないのですから、むやみやたらにサイコパスと決めつけないよう心がけておきましょう。

人間の性格をオレンジに例えると…

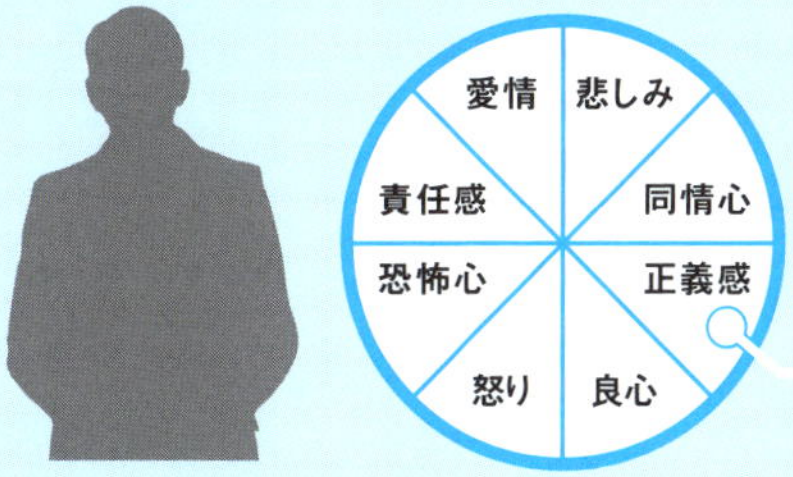

オレンジの個体差で房の大きさが変わるのと同じように、人間もそれぞれの感情の大きさが変わる。それが、ひとりひとり性格が違う理由となるのだ。

房のひとつひとつが感情を表す

普通の人はそれぞれ比率は違うがすべての感情を持っている

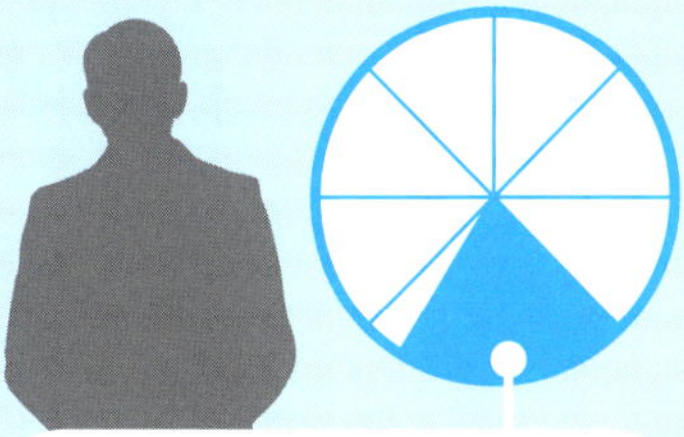

良心の比率が大きい
善良な人

良心の占める割合が普通の人よりも大きい場合、善良な人になるが、怒りなどの悪感情も少しは残っている。

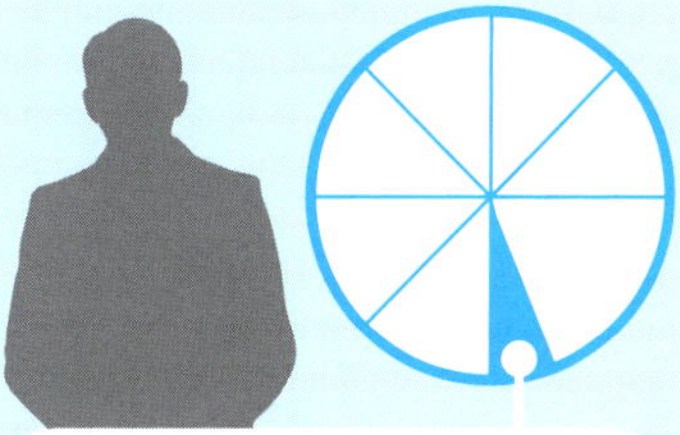

良心の比率が小さい
サイコパシー度の高い人

すべての感情が備わっている、良心の占める割合が少ない場合は、サイコパシー度が高くなる。

サイコパスの場合は存在しない感情がある可能性も

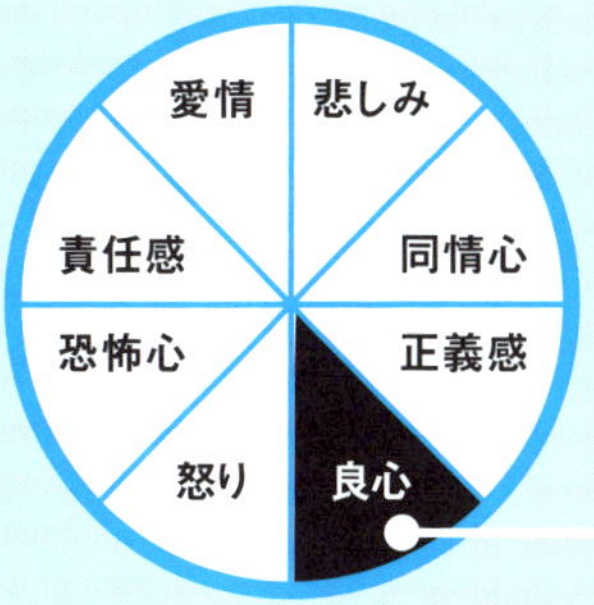

サイコパスには良心が存在しないこともある。それは、もともとなのか成長過程で欠落したのかはわからないが、これがサイコパスと普通の人との大きな違いであるとされる。

良心が存在しないこともある

サイコパスの心理を読み解く

サイコパスの持つ独特の価値観を知ろう！

意外にも忠誠心や信仰心はある

サイコパスは態度や性格だけで判断することはできません。ただし、傾向として、初対面と、ある程度付き合ったあとでは、**態度や性格が変わることが多い**ということは覚えておいてください。

また、サイコパスは緊張や不安とは無縁で、どんなときでも冷静で落ち着いています。普通なら危険と思えることも躊躇なく行うので、そこに惹《ひ》かれてしまう人も少なくないのですが、これもサイコパスの特徴のひとつと覚えておきましょう。

そして、意外に思うかもしれませんが、道徳心も持ち合わせています。アメリカの心理学者ジョナサン・ハイトの実験では、ハイトの定めた5つの道徳心のうち、**「他人に危害を加えない」「フェアな関係を重視する」の2つに関して、サイコパスは軽視している**という結果が出ました。

ところが、「共同体への帰属心・忠誠心」「権威の尊重」「神聖さ清純さを大切に思う（信仰心）」の3つに関しては、意外にも重視するというのです。これを重視するのは、社会で生き延びるためには合理的だという判断からだと推測されます。

そのほか、自分の利害に敏感なことも覚えておきましょう。利害関係のない相手のことは無関心ですが、**利害関係のある相手に対しては敵対心や嫉妬《しっと》心を抱きます**。そのため、自分の所有物を奪った相手には、敵意をむき出しにして奪い返そうとします。また、意外なことに仲間だと思っている人間の利益が自分の利益につながるのであれば、自分が損をしても援助や支援を行うのです。

サイコパスの独特な道徳性

ジョナサン・ハイトによる道徳心の分類とサイコパスの感じ方

①他人に危害を加えない
②フェアな関係を重視する
→ × サイコパスは尊重しない

③共同体への帰属心・忠誠心
④権威の尊重
⑤神聖さ清純さを大切に思う
→ ○ サイコパスでも尊重する

利害関係の有無で感情が変化

利害関係あり

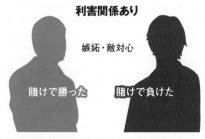

サイコパスは、自分が損をした場合、直接の利害関係が生じた人に対して嫉妬し、敵対心を強く抱く。

利害関係なし

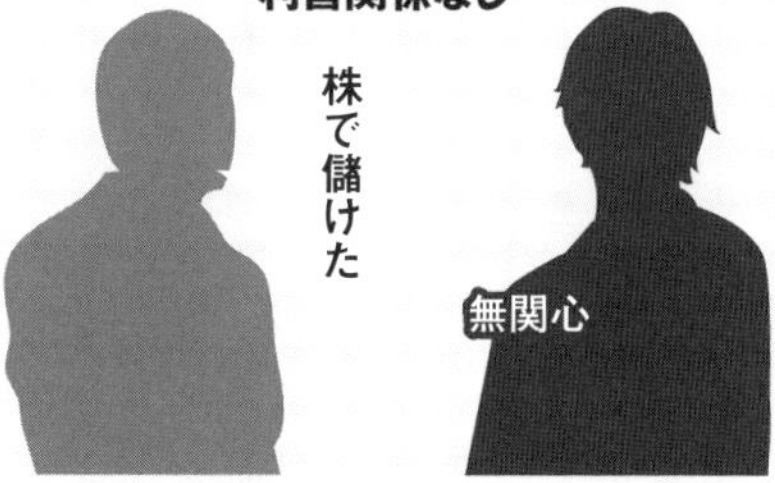

サイコパスは、自分の利益にならないことには無関心。利害関係のない人の利益にはまったく興味がないのだ。

仲間の利益のために損をする

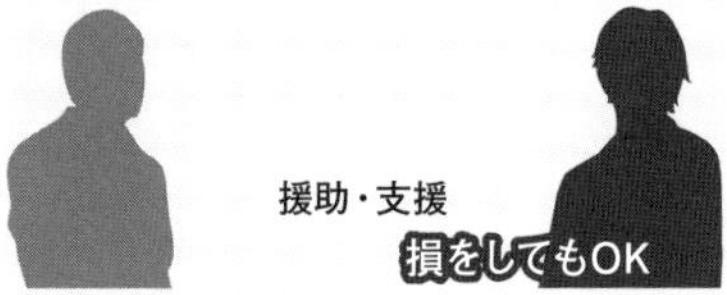

サイコパスは、仲間が利益を得ることで自分にも恩恵がある場合、自分が損をしてでも行動に移す。

所有物が奪われると奪い返す

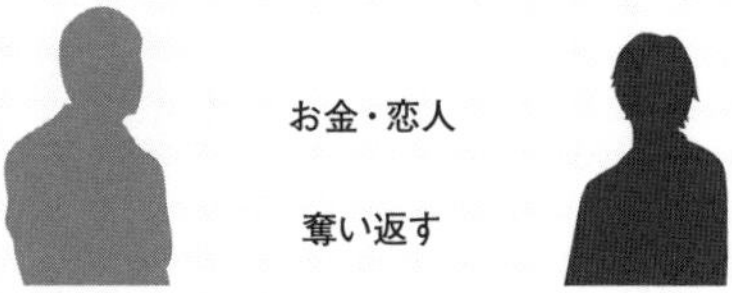

サイコパスは、自分のお金や恋人など所有物と考えているものが奪われると、奪い返すための行動を積極的に起こす。

サイコパスは心の病気？ それとも性格？

不明点が多いサイコパスの本質

精神医学では「反社会性パーソナリティ障がい」

サイコパスの特徴について見てきましたが、サイコパスは果たして心の病気なのでしょうか、それとも極端な性格なのでしょうか？

そもそも、精神医学界にはサイコパスという診断名は存在せず、現在、世界的基準となっている『精神障がいの診断と統計マニュアル』における「反社会性パーソナリティ障がい」が、いわゆるサイコパスの診断基準になっています。

パーソナリティ障がいというのは、文化的な平均から逸脱した行動を取ってしまう障がいのことです。反社会性ということは、社会秩序に反するような行動を取るパーソナリティ障がいということですので、この観点からすれば、極端な性格というよりは心の病といえるでしょう。

それでは、なぜサイコパスは反社会的行動を取ってしまうのでしょうか？ これもまた現在は研究段階で、明確な結論は出ていません。

しかし、近年の目覚ましい脳科学の進歩の結果、**サイコパスは他者に対する共感性や痛みを認識する部分の働きが異なる**ことがわかってきました。

とはいえ、脳の働きが異なる理由が先天的なものか後天的なものかは、明確な結論は出ていません。

また、幼少期のトラウマや性的虐待などの生育環境が関係しているという研究結果もあります。

つまり、サイコパスは心の病気ではあるのですが、それが先天的なものか後天的なものか、はたまた両方が影響するのかは、現時点までのところでは不明な部分が多いのです。

反社会性パーソナリティ障がいとは？

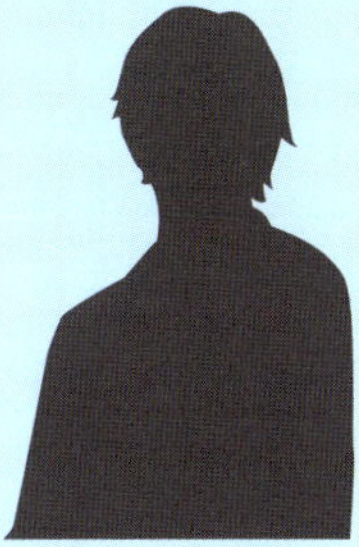

・社会の規範を破る
・他者の権利や感情を無視した行動を取る
・自分の利益のために人をだまし、平然とウソをつく
・衝動的に行動を起こす
・後悔や罪の意識を感じない
・自分を正当化し他者を陥れる
・性的逸脱行為

反社会性パーソナリティ障がいの原因は？

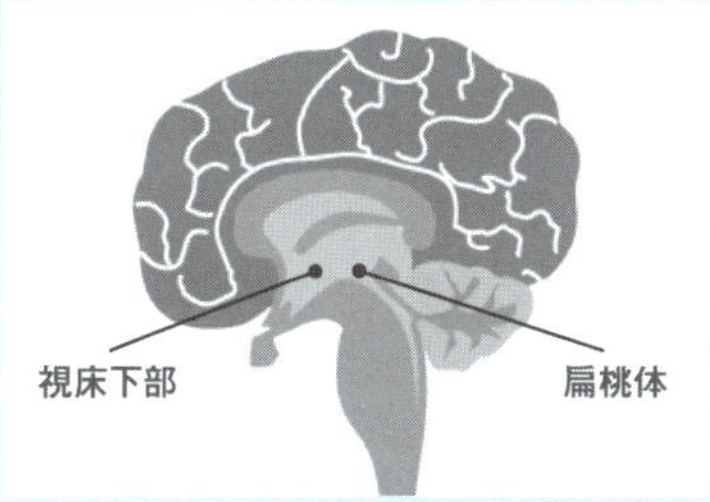

fMRI（核磁気共鳴機能画像法）によって、脳の測定を行った結果、サイコパスの脳は、一般人に比べて「扁桃体《へんとうたい》」と呼ばれる部分の活動が低いことがわかった。扁桃体は快感や不快感、恐怖という基本的な情動をつかさどる部分、つまり、サイコパスは、こうした本能的な部分の脳の働きが弱く、恐怖を感じないのだ。

反社会性パーソナリティ障がいの判定基準

右記の判定基準は、アメリカ精神医学会のもの。正確な判定のためには専門知識が必要となり、その他の検査の結果も関連するためあくまでも参考としてだが、15歳以降、右記の判定基準のうち３つ以上あてはまると「反社会性パーソナリティ障がい」の可能性があるとされている。

■反社会性パーソナリティ障がいの判定基準

1. 法律にかなって規範に従うことができない、逮捕に値する行動
2. 自己の利益のために人をだます
3. 衝動的で計画性がない
4. 喧嘩や暴力を伴う易刺激性（※）
5. 自分や他人の安全を考えることができない
6. 責任感がない
7. 良心の呵責がない

※ささいなことをきっかけに不機嫌な態度で周囲に反応しやすい状態のこと

サイコパスと似た症例

　サイコパスではないものの、サイコパスと似たような行動を取る症例もあります。たとえば、自己愛性パーソナリティ障がいは、**平気で人をだまして利用するなど、一見サイコパス的な行動を取ります。**これは、人よりも優れている自分は人を利用して当たり前だという考えにもとづいています。

　しかし、サイコパスは単に楽しむため、欲しいものを手に入れるためこうした行動を取ります。また、サイコパスは愛情がほとんど認められませんが、自己愛性パーソナリティ障がいの場合は過度の自己愛が特徴という決定的な違いがあります。

　そして、反社会的人格として、ソシオパスというものもあります。ジョン・M・グロール博士によれば、ソシオパスはサイコパスと行動様式は似ていますが、**サイコパスよりも衝動的で社会生活を営むことができない**反面、同じ価値観を持つ者には愛着を持つ側面もあります。現在、ソシオパスとサイコパスは明確に分けられていません。

自己愛性パーソナリティ障がい

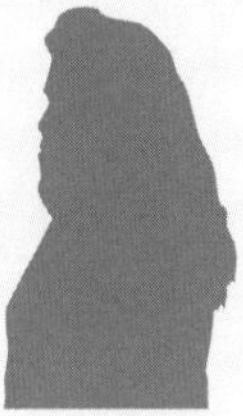

<特徴>

- 良心がない（後天性）
- ひとりでいることが苦手
- 自分にしか愛情を抱かない

自分本位で他者を利用するところは似ているが、サイコパスはひとりでいることを好み、自分にも愛情がないところが、自己愛性パーソナリティ障がいとは大きく異なる点といわれている。

ソシオパス

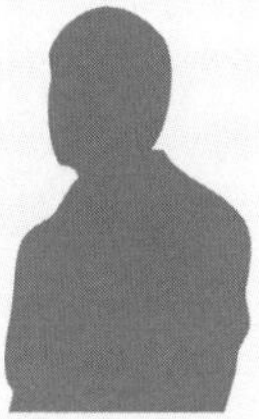

<特徴>

- 非常に衝動的
- 社会生活を営めない
- 愛着を持つことがある

サイコパスと違い、同じ考えの個人や集団に愛着を感じることがあるのが最大の特徴。衝動的で社会生活ができないとされるが、現在ではサイコパスと明確な区別はされていない。

サイコパスにもタイプがある

行動パターンによって大きく3つに分類可能

危険なサイコパスの特徴を知ろう！

ここまで紹介してきたように、サイコパスは自己中心的で他者に共感する感情が乏しく、衝動的で暴力的、自分本位で無責任という反社会的な特徴を持っているケースが多いとされています。

しかし、サイコパスにこの特徴すべてがあてはまるのかといえば、そうではありません。性格が人それぞれ違うのと同じように、サイコパスも持っている気質はそれぞれ違うのです。とはいえ、サイコパスには、行動パターンに明確な傾向があり、その**特徴から「暴力型」「寄生型」「支配型」という3つのタイプに大別できます。**

それぞれのタイプの詳細は後述しますが、「暴力型」は文字通り簡単に暴力を振るい、殺人まで犯す粗暴犯に多いタイプ。「寄生型」は人に取り入ったり同情を受けたりすることで、金銭や便宜などを引き出して利用する詐欺師に多いタイプ。「支配型」は、人を支配して自分の利益のために思うように動かす独裁者に多いタイプです。

もちろん、暴力的で支配的なサイコパスのように、複数の型の特徴を持つサイコパスもいますので、この分類がすべてというわけではありません。また、どのタイプにも当てはまらず、普通の生活を送っているサイコパスもいます。

この3つのパターンに当てはまるサイコパスは非常に危険な存在です。ここからそれぞれの特徴を紹介していきますので、都合よく利用されたり、トラブルに巻き込まれてしまわないよう、しっかりと特徴を覚えてください。

暴力型サイコパス

このタイプのサイコパスは、攻撃性が非常に強くかつ衝動的で、気に入らなければすぐに暴力を振るい、物を壊すといった粗暴な行動を取ります。躊躇なく凶器を使うため、相手を殺したり、大怪我を負わせることも珍しくありません。

自制心がかなり希薄であるため、「気に入らない」という理由だけで、人を殺してしまうこともあります。また、その攻撃性が動物に向かった場合は、動物虐待を行うようになります。ある意味、最もわかりやすいサイコパスで、多くの人がイメージする典型的なタイプといえるでしょう。

常に攻撃的で凶暴な場合はわかりやすいので避けやすいのですが、**普段は大人しく突然感情を爆発させて攻撃してくる、いわゆる「キレる」タイプ**には注意が必要です。

このタイプはもちろん、サイコパスに「暴力はいけない」という一般常識は通用しませんので、関わらないようにするのがベストです。

攻撃的で衝動的な危険人物

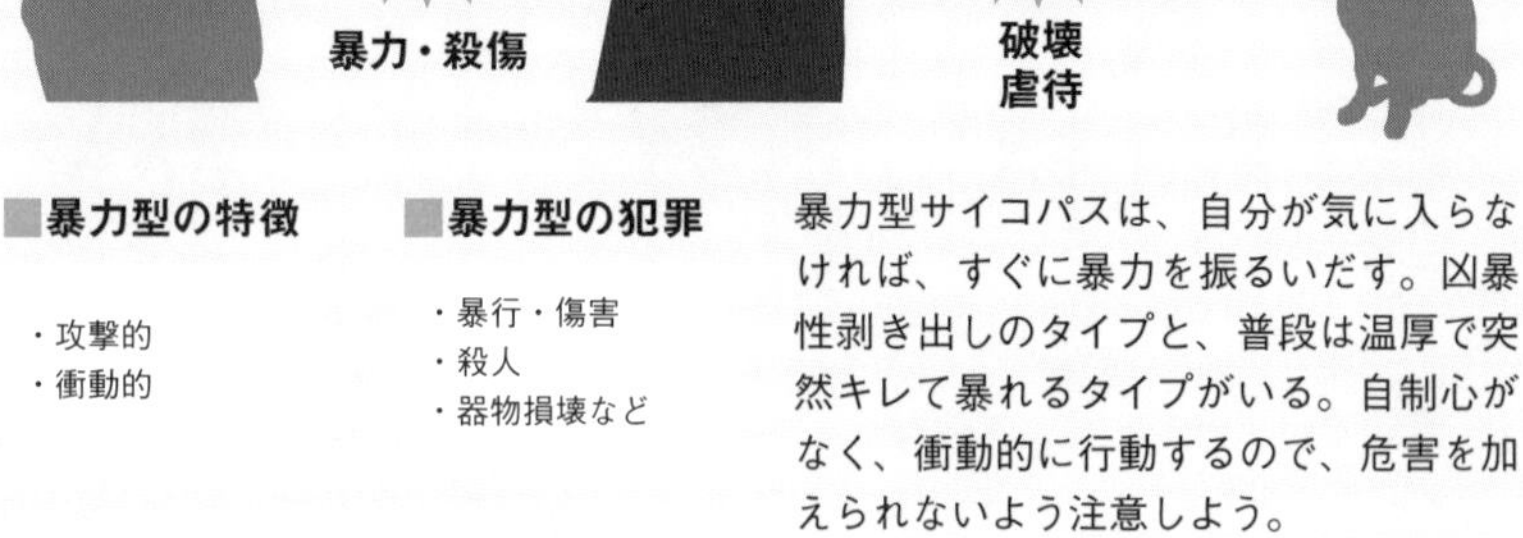

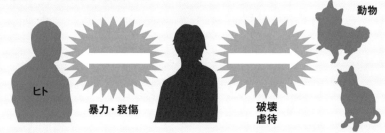

暴力型の特徴

・攻撃的
・衝動的

暴力型の犯罪

・暴行・傷害
・殺人
・器物損壊など

暴力型サイコパスは、自分が気に入らなければ、すぐに暴力を振るいだす。凶暴性剥き出しのタイプと、普段は温厚で突然キレて暴れるタイプがいる。自制心がなく、衝動的に行動するので、危害を加えられないよう注意しよう。

寄生型サイコパス

寄生虫のように他人に寄生し、自分の利益のためにとことん利用するタイプです。**常に自己中心的で自分本位のため、他人が自分のために尽くすのは当然だと思っている**のが特徴です。

非常に無責任なことも特徴のひとつで、自分の行動や言動が原因でトラブルになっても、ほとんど気にせず、非を認めることもほぼありません。

サイコパスは、利用する人間が困窮しようが死のうが意に介さないため、人からお金をだまし取り、それで相手が自殺しても気にしません。

利用できると思った人間に対しては、気を引くために病気やケガ、不幸な生い立ちなどをかたったり、同情を引くためのウソ泣きなどの演技もごく普通に行います。また、寄生した人間の利用価値がなくなった場合は、執着することなく切り捨てて別のターゲットを探し始めます。

こうした特徴から、このタイプは詐欺師やヒモに多いと考えられています。

自分の利益のために他人を利用

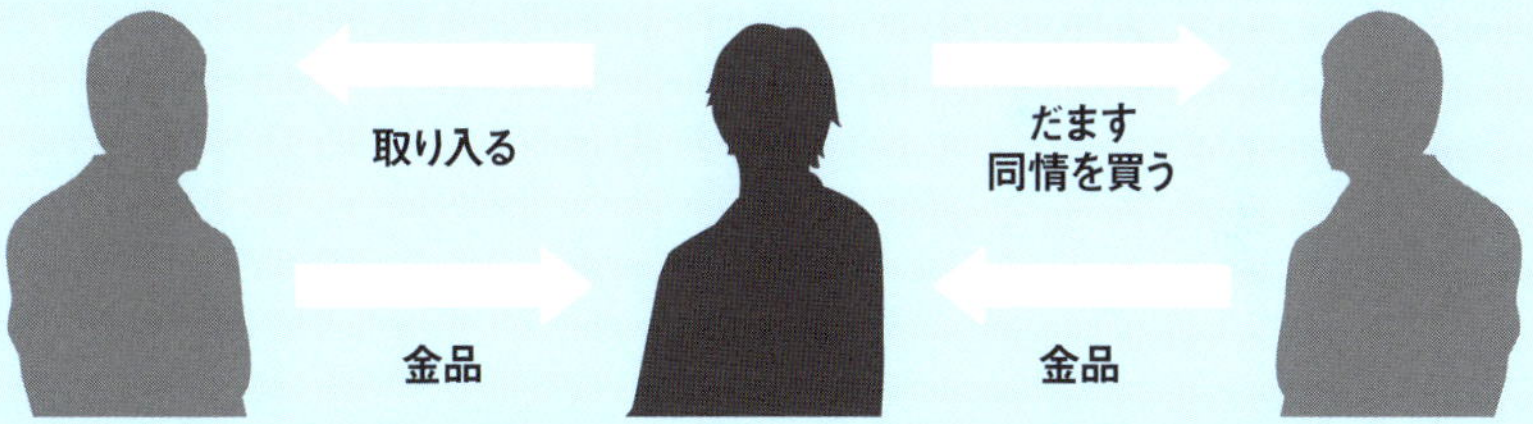

取り入る
金品
だます
同情を買う
金品

■寄生型の特徴

・自己中心的
・無責任

■寄生型の犯罪

・結婚詐欺
・振り込め詐欺など

寄生型サイコパスは、他者に取り入ったり、だましたり、同情を買ったりして、金品を奪う。結婚詐欺などはその最たるものだが、そのほかにも犯罪ではないものの悪質なヒモにも、このタイプのサイコパスが多いようだ。

支配型サイコパス

支配型のサイコパスは、**他者を支配して自分のために徹底的に利用**します。他者への支配欲が異常に強く、支配するためには本性を隠して好人物を演じたほうが都合が良いことも知っているため、**明るく社交的に振る舞い、身なりも整え、会話も達者という魅力的な人間を演じます**。ただし、自分以外の人間に対しては非常に冷淡で、邪魔者は徹底的に排除するという特徴もあります。その際、信じられないほどの残酷な方法も使います。

このタイプが恐ろしいのはまさにこの点で、暴力型のような短絡的な行動も、寄生型のような無責任な行動も取らないため、判別が難しいのです。

実際のところ、このタイプのサイコパスは、政治家や社長、弁護士など、社会的成功を収めている者も少なくないといわれています。

また、かのアドルフ・ヒトラーやヨシフ・スターリンといった独裁者も、このタイプだったのではないかと考えられています。

他者を支配して操る危険な存在

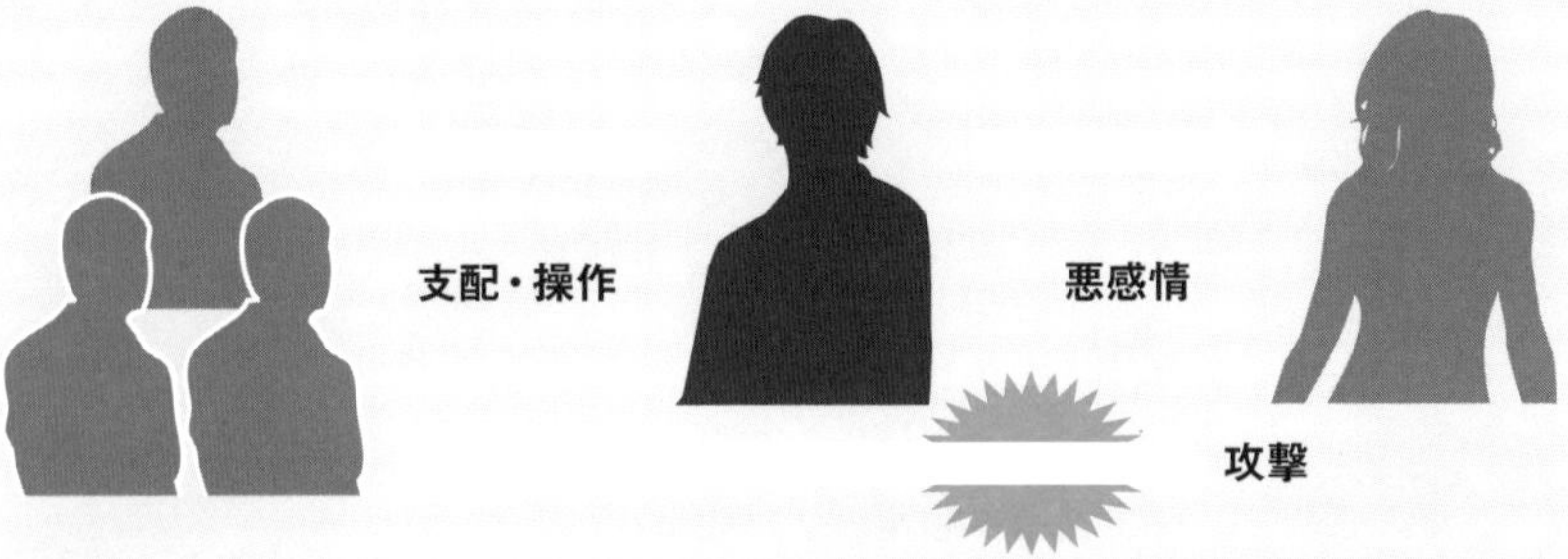

支配型の特徴

・社交的
・知能的
・強い支配欲

支配型の犯罪

・一家乗っ取り
・大量殺人など

支配型サイコパスは、魅力的な振る舞いで他者を魅了し、巧みな人心掌握術で支配する。直接手はくださず、支配した人間に邪魔者を排除させるなど、サイコパスのなかでも一番危険なタイプだ。

その他のサイコパス

人の性格が千差万別なのと同じように、サイコパスにもそれぞれ違いがあります。サイコパシー度の強い弱いもありますし、紹介してきた3つのタイプに含まれないサイコパス、複合しているサイコパスもいるのです。

たとえば、普通に仕事をして家庭も持っているサイコパスは、前述のどのタイプにも当てはまらないことが多いでしょう。日常生活のちょっとした一幕で、**サイコパス的な発言や行動をしてしまう以外は、一般人と変わらない**のです。こうしたタイプは、サイコパシー度の低い一般人型といえるでしょう。

逆に、**すべての特徴を併せ持ったサイコパシー度マックスの危険な複合型サイコパス**もいます。たとえば、他人の家庭に入り込み家族を支配して財産を搾取《さくしゅ》、見せしめや犯罪の隠蔽《いんぺい》のために平気で殺人を犯したり、自分の快楽のために無差別に誘拐殺人を行ったりするような凶悪犯です。

一般人型サイコパス

■一般人型の特徴

・社会に適合
・家庭を持つ

一般人型サイコパスは、ごく普通に社会に適合している。仕事も普通にこなし、家族も持っているが、感情が欠落した言動をして周囲を驚かせることもある。

複合型サイコパス

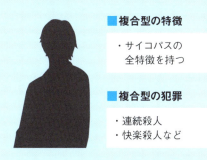

■複合型の特徴

・サイコパスの全特徴を持つ

■複合型の犯罪

・連続殺人
・快楽殺人など

複合型サイコパスは、サイコパスの特徴の多くを持つタイプで、凶悪犯罪にも躊躇なく手を染める。映画などで描かれるサイコパスのイメージに最も近い存在である。

一見、魅力的な人ほど要注意!?

サイコパスは人たらしの天才

サイコパスの特徴で正体を看破！

サイコパスは、礼儀正しく言葉遣いは丁寧、人当たりもよく、明るくユーモアもあって口も達者ですから、非常に魅力的な人物ととらえられ、人気と信用を得ることができます。

もちろん、これはそのほうが自分に有利になることを知った上でのある種の演技なのですが、ほとんどの人がその演技に気づかず、好ましい人物であると誤認してしまい、いつの間にか取り込まれて利用されてしまいます。

つまり、**サイコパスは人たらしの天才**なのです。実際、凶悪犯罪を犯して捕まったサイコパスと思しき人物についてどんな人間だったかを聞くと、「どうしてあの人がそんなことを……」「とてもそんなことをする人には見えなかった……」といった答えが返ってくることが非常に多いのです。

つまり、完璧なカモフラージュができているわけです。そのため、サイコパスを見抜くことは難しいのですが、逆に言えばあまりにも第一印象が魅力的な人物に出会ったら、無警戒に近づくのではなく、注意したほうがよいかもしれません。

とはいえ、サイコパスを見抜く方法がまったくないわけではありません。ここまで紹介してきたサイコパスの特徴と怪しい人物の言動を照らし合わせてみればいいのです。特に**ウソが多い、話を盛る、開き直って謝らない**といった部分はポイントです。また、**友だち関係が長続きしない**人物も、サイコパスではないにしても問題のある人物だと疑ったほうがよいでしょう。

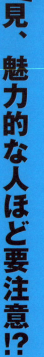

「もしかしてこの人サイコパス？」と思ったら いくつ当てはまるかチェックしてみよう！

- □ 魅力的な外見（身だしなみ、服装）
- □ 魅力的な持ち物（宝飾類、高級時計、高級車など）
- □ 魅力的な語り口
- □ 礼儀正しい
- □ 口調が丁寧
- □ お世辞が上手い
- □ ユーモアがある
- □ ナルシスト的な気質
- □ 人当たりがよい
- □ 恐怖心がないように見える
- □ 緊張しないように見える
- □ 危険なことを平然と行う
- □ ビッグマウスでウソが多い
- □ 話を大幅に盛る
- □ 経歴や資格を詐称する
- □ 芸能人や著名人との関係をほのめかす
- □ 主張に一貫性がない
- □ 場に合わせた意見しか言わない
- □ 批判を受け入れない
- □ 自分に非があっても謝らない
- □ ウソや矛盾を指摘されても開き直る
- □ 付き合う人間が頻繁に変わる
- □ 昔付き合っていた人間の悪口を言う
- □ 信奉者のような取り巻きがいる
- □ 性的に奔放

上から9番目「人当たりがよい」までの質問は普通の人も当てはまるが、10番目の「恐怖心がないように見える」以降の質問は普通の人であればまず当てはまらないはず。もし、10番目以降の質問に当てはまるようであれば、サイコパス、または問題のある人物と疑ってみてもいいでしょう。

精神科医・名越先生に訊く 1

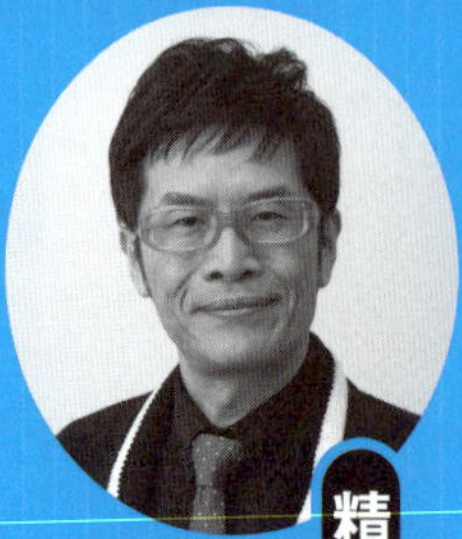

サイコパスってなんだ？

サイコパスはなぜ存在するのか？

神経科学者のジェームズ・ファロン教授の著書『サイコパス・インサイド』（金剛出版）に書かれていることは、「この人は社会的に破綻《はたん》していないけれどもサイコパスだろうな」と感じるボクの判断基準と9割くらい同じで、非常に共感できるんです。この教授は、サイコパスの研究を専門にしていた自分自身が、実は向社会性（※）サイコパスだということに気がつき、そんなはずはないと思いながらも徐々に認めざるを得なくなる、葛藤の過程を生きたまれな人です。

この本を読んで、具体的な名前はともかくとして、非常に能力が高い人のなかで何名かが心に思い浮かびました。彼らは正義をなし、人々に影響を与え続け、10人分くらいの仕事をこなしている。けれども、それだけのことをやるには、「向社会性サイコパスの傾向がないとできないんじゃないかな」と思うんです。だいたい、世の中で天才っていわれている人は、どこかおかしな人が少なくないですよね（笑）。

そして、なぜサイコパスが存在するのかということですが、ズバリ「必要だから」というのがボクの結論です。サイコパスというのは、破壊的な行為に使う能力に長けている。だけどそこに何

※反社会性の反対語で、他人や他の集団を助け、役立とうとする行動のこと

か付加的な要因があると生産的な行動につながる、というのがボクの仮説なんです。

そういった意味でも、ファロン教授の唱える「戦士の遺伝子(※)」「脳の眼窩《がんか》前頭皮質の活動の低下」「虐待」の3本柱がサイコパスを生む要因ではないかという説は、かなり有力な仮説だと思っています。そのなかでもとくに、「怒りを抑制しにくく暴力的傾向が強い」といわれる「戦士の遺伝子」は、世の中に必要だから今まで受け継がれてきたんだろうと思います。

では、なぜ受け継がれてきたのかというと、戦争、動乱などの人為的な問題、不作による飢餓、天災など環境的な問題、そういう過酷な環境になったとき、こうした人たちがまったく恐れを知らない戦いをしたり、気が動転してもおかしくない状況でも非常に冷静で正しい方向に導いたりしてきたはずだからです。普通の人間なら足がすくんで動けないような状況でも、自分をあたかも演出するかのように自在に行動できる人たちが必ずいて、活躍して人々を導いてきたのは必然なのかもしれません。時代の節目節目に現れる英雄、たとえば、日本なら明治維新の志士のような英雄のなかにもサイコパスがいたとしても不思議ではありません。このような人物は時代劇のなかにも出てくるし、戦争映画や「スター・ウォーズ」のようなSFのなかにも出てきます。また、現地を見て調査することが重要な文化人類学者や社会学者、国境なき医師団とかボランティアのように世界中を飛び回る人たちのなかにサイコパスがいたほうが、スムーズで安全に仕事ができるかもしれない。もちろん、存在しても非常に限られた数だとは思いますが。じつは、ボク自身もじっくりと落ち着いた病棟よりも、多少危険でも動きのある病棟で働いたほうが能力を発揮できると思っています。もしかすると自分も「戦士の遺伝子」的な要素を少しは持っているのかもしれませんね。機会があれば、自分のことも調べてみたいなと思います(笑)。

※人を好戦的にするといわれている遺伝子。衝動的な感情のコントロールが困難になるといわれている

サイコパスの存在理由

サイコパスという人が全体の2%いて、それがずっと継承されているというのは、ボクはほぼ事実だと思っています。ちょっと大げさにたとえるならば、この2%というのは必要な「毒」なのではないでしょうか。たとえば、漢方ではそのまま使ったら猛毒だけど陰干しにして使うと非常によく効く薬になるものがあります。それと同じように、サイコパスを中途半端な形で封じ込めて2%という濃度にしているからこそ、人間が生き残ってきたとも考えられます。

もちろん、その2%が活性化してしまうと手に負えない脅威となります。スゴイ悪者の話、たとえばシェイクスピアの「リチャード三世の悲劇」のような物語は、実はサイコパスに注意しろという文化的な教訓が含まれていると考えても不思議ではありません。古代でも中世でも現代でもそれは変わらないと思います。

神話学者のジョーゼフ・キャンベルは、世界中の英雄譚《たん》には一定のパターンがあることを発見しました。これを「悪を封じ込める物語」と読み替えて、悪=サイコパスとすれば、世界中の神話はサイコパスに対する重要な処方箋になるかもしれません。

サイコパスはすぐに見抜けない

サイコパスかどうかは、その人とちょっとしゃべったくらいではわかりません。発達障がいなのか、精神的な疾患なのか、それとも一時的に気分が荒立っているのか、対人関係に防衛的になっているのか、正直わかりませんから、ちょっとした会話だけで判断するのは極めて危険なことだと思います。

きちんと調べるのなら最低1年以上、できれば数年は必要になるでしょう。記録から判断する場合にしても、きちんと見識を持った人物が、長期にその人物を記録したものでなければ判断はできません。ファロン教授の場合は自己診断ですが、ずっといっしょに仕事をしてきた同僚とか幼馴染、学生時代の同級生など、長い間彼を知っている人たちが、「おまえは大変なヤツだったんだ」というようなことを言う。それでようやく、自分自身が少しおかしいと感じるようになったと書いています。自分の経験と照らし合わせても、やはりサイコパスかどうかを判断するには、中長期的な観察が必要なんです。

なお、サイコパスの判断基準ですが、これはなかなか難しい問題です。たとえば、ボクが今まで遭遇した非行少年のなかにも、「サイコパスではないか?」と感じた子は何人かいました。ボクの臨床経験からですが、こうした少年の特徴の最大公約数は「冷徹と見えるほど冷静」であること、もうひとつは「悪いことを楽しんでいるように見えた」ということです。

たとえば、モノが欲しかったから盗んだというのは普通の子です。ところが、サイコパスの子は、それプラス反社会的な行動自体を楽しみ、高揚感や享楽的になっている感じがあります。また、普段は飽きっぽく、人を操作するために感情を用いるが、それ以外の情感に乏しいことも特徴といえるでしょう。ただし、勘違いしてほしくないのは、問題行動のある少年のなかでもこうした例は非常に少数です。ほとんどの場合、いわゆる青少年特有の「荒れている」のがほとんどなので、非行少年=サイコパスのような偏見は持たないでください。

アナタのサイコパス傾向を判定

サイコパス・セルフチェック①

Q1 家に強盗が侵入したが、あなたは武器を持っておらず隠れることしかできません。さて、どこに身を隠しますか？

Q2 サンタさんから自転車とサッカーボールのプレゼント。しかし男の子は喜びませんでした。なぜなのでしょうか？

Q3 あなたは山奥にいます。休憩しようとしたところ、背後でガサガサと何かが動く気配がしました。さて、何が動いたでしょう？

Q4 目の前にドリンクの自動販売機がありますが、ラベルは貼られていません。あなたが買ったドリンクは何色をしていますか？

サイコパス・セルフチェックの続きは P.72 へ、
判定結果は P.127 へ

第2章

あなたの隣のサイコパス

社会に溶け込むサイコパス

今や100人に2人ともいわれるサイコパス

サイコパスは身近な存在

サイコパスは凶悪な犯罪者ばかりではなく、一般社会に普通に潜んでいることは前章で述べました。この章では、そんな身近なサイコパスの実態を探っていきます。いまやサイコパスは**100人にひとりかふたりくらいの割合で存在**しているといわれています。あなたの周りにも「じつはサイコパスだった」という人がいるかもしれません。

100人というと、ちょっと人の集まる場所なら軽く達する人数です。普段通っている学校や職場など、身近にそうした場所はいくらでもあるでしょう。その中にサイコパスが存在している可能性は十分にあります。成績が優秀で近寄りがたいアイツ、何を考えているのかわからないけれど魅力的なあの人。そういう人に心当たりがあったら、もしかしたらその人はサイコパスかもしれません。

また、**大きな街や駅に出れば、その中にサイコパスは一定数いる**と思っていいでしょう。むしろサイコパスと出会わないほうがまれといえます。そうした人たちとの揉《も》め事に巻き込まれないよう、注意したいものです。

なお、サイコパスは〝白か黒か〟と明確に区分されるものではなく、サイコパスという特性の程度をスペクトラム（連続体）で表したものとされています。そのため、実際には〝ちょっとサイコパス傾向がある〟くらいの人から理解不能な猟奇的犯罪に走る人まで、さまざまなサイコパスが存在します。すべてのタイプを含めれば、それなりの数のサイコパスが存在するといえるでしょう。

学校や職場で……

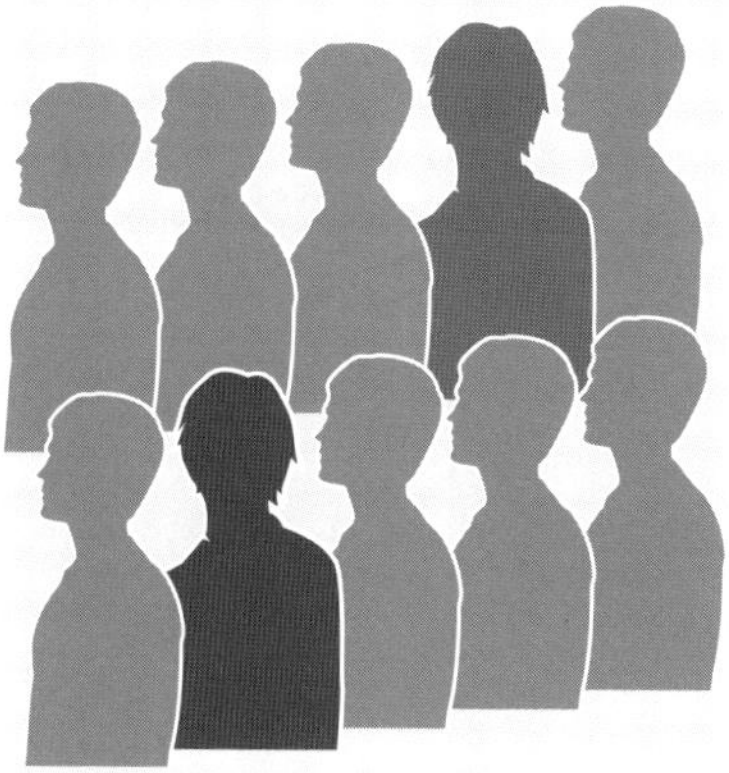

ある程度の人数がいる組織や集団では、その中にサイコパスが何人かいても不思議ではない。

街の中で……

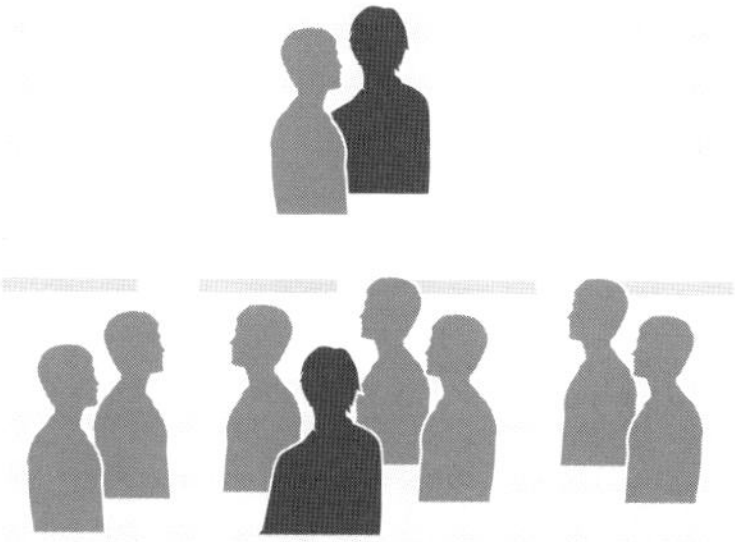

たくさんの人が行き交う街中では、それなりの数のサイコパスが紛れている可能性が高い。むしろ、サイコパスに出会わないほうが珍しいだろう。

サイコパスにも度合いがある

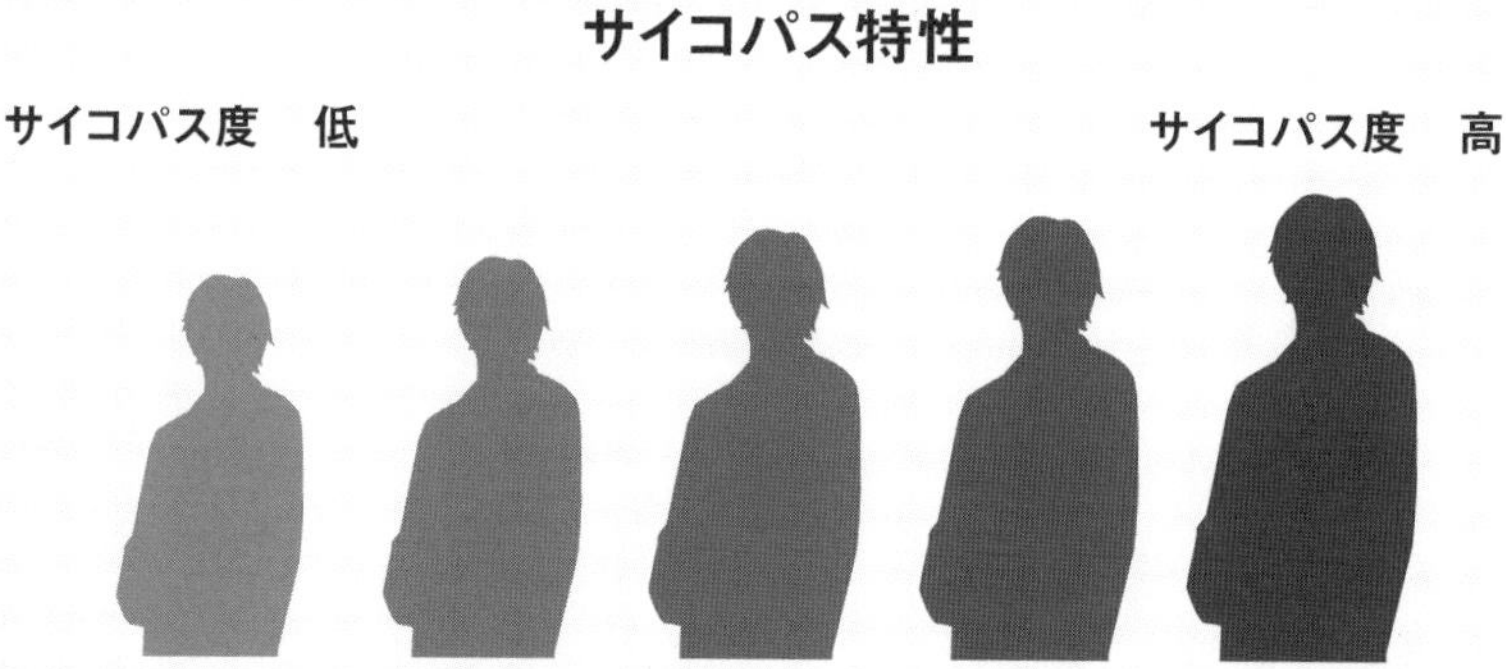

サイコパスは「白か黒か」の明確な区分ではなく、サイコパス特性がどの程度あるかというスペクトラム（連続体）の概念である。「ちょっと変わっているな」くらいの社会的サイコパスから、凶悪犯罪に走る反社会的サイコパスまで、その度合いは幅広い。我々の身近にもさまざまなサイコパスが潜んでいると考えるの自然だ。

ビジネスマンとしてのサイコパス

サイコパスが力を発揮する仕事とそうでない仕事

ビジネスシーンで生きるサイコパス性

ビジネスの現場にもサイコパスは普通に存在します。サイコパスの持つ特性は、ビジネスシーンによっては仕事を有利に運ぶ能力として表れます。

たとえば**プレゼンテーション能力に長けている**こと。サイコパスは自分を魅力的に見せるのが得意です。自分のビジョンやアイデアを雄弁に語り、他者を引きつけることができます。物事を慎重に進める人に比べ、ウソやハッタリも交えて他者を納得させ、どんどん仕事を進めていく点では、リーダー向きの能力があるといえるでしょう。つねにスリルや変化を求め、新しいことにチャレンジしていくという面もサイコパスは持っています。

一方、その能力は営業においても活かされます。**魅力的なトークで相手を引き込み**、販売や勧誘をグイグイと推し進められます。普通の人なら相手の立場や反応を見て躊躇してしまう場面でも、サイコパスは気にせずに自分の話を押しとおします。相手の弱みを突いてどんどん攻め、最後は丸め込んでしまう……こうした営業マンがいたら「サイコパスかも?」と疑いたいところです。

その反面、丁寧さを求められる仕事や地味な**チーム作業などは、サイコパスの苦手とする分野**です。サイコパスは無責任で、他者をコントロールしたり手柄を自分のものにすることを第一に考えます。じつのところ、実務はあまりできるわけではないのです。そのうえ他者からの批判などには、逆ギレすることもあります。このような人に意見しても、徒労に終わる可能性が高いでしょう。

○ プレゼンテーション能力に長けている

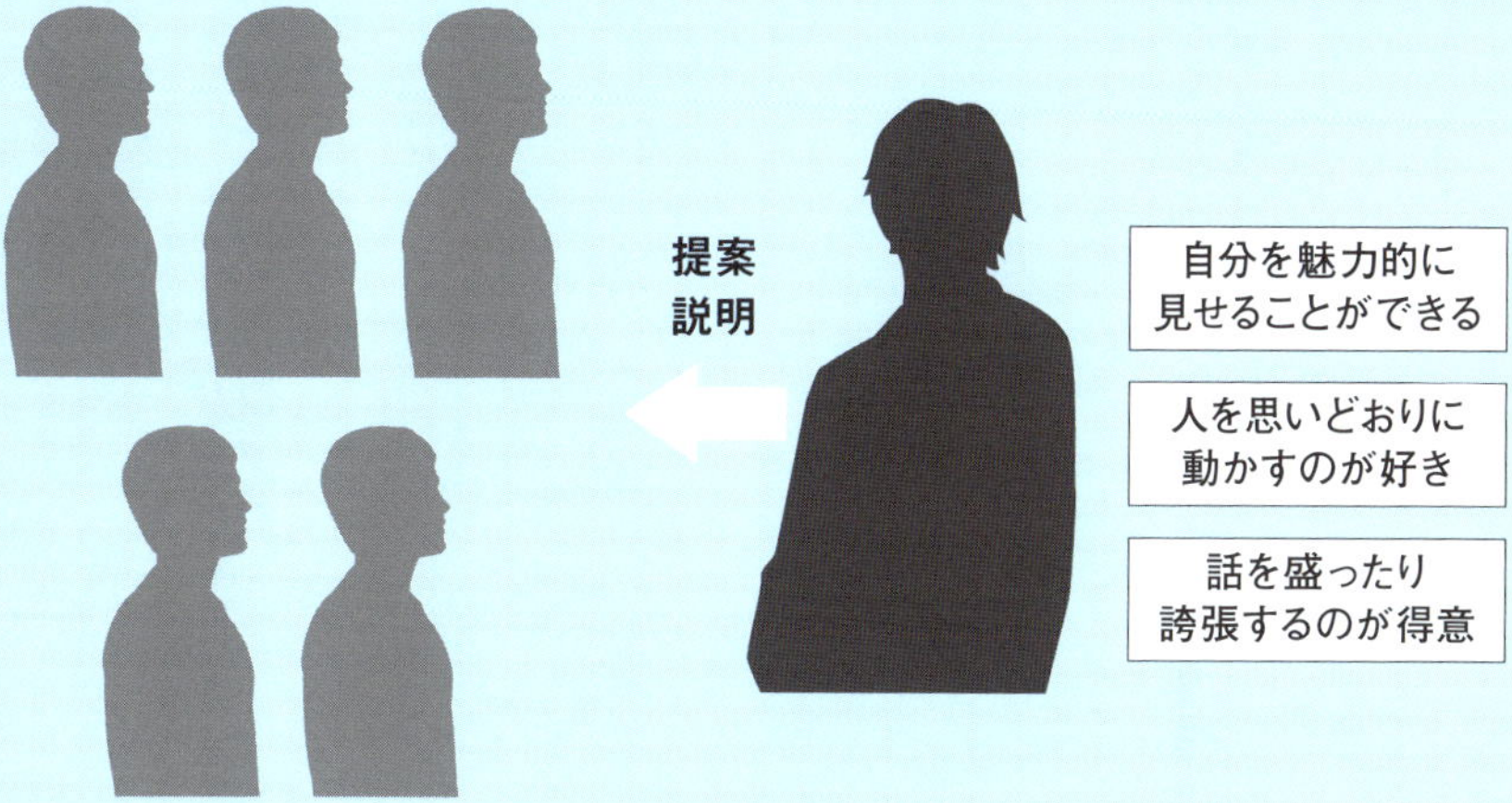
提案
説明
自分を魅力的に見せることができる
人を思いどおりに動かすのが好き
話を盛ったり誇張するのが得意

サイコパスは話が上手く、相手を丸め込む術に長けている。また相手の気持ちや反感を考えることなく、自分の話を躊躇なく押しとおせるのも強みである。

× 地味なチーム作業は苦手

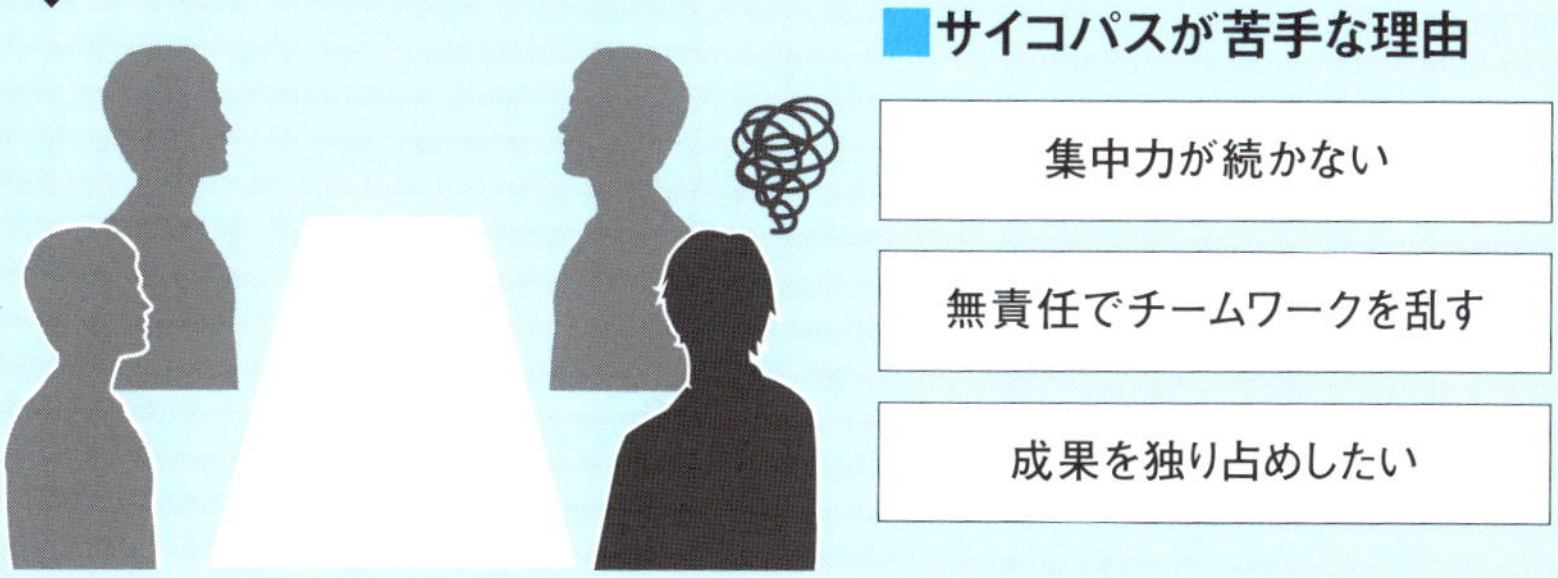
サイコパスが苦手な理由
集中力が続かない
無責任でチームワークを乱す
成果を独り占めしたい

クラッシャー上司に要注意！

部下を駒のように考える自己中心的なサイコパス上司

身勝手な上司はサイコパス？

ビジネスマンとして優秀な面もあるサイコパス。傍《はた》から見ている分にはときとして頼りにもなりますが、自分の直属の上司となると話が変わってきます。サイコパスの身勝手さに直接振り回され、下手をすると自分の人生を左右されかねません。

サイコパス上司は、部下に対する思いやりや愛情が欠如しています。自分の成果や「人をコントロールしたい」という欲望が第一優先で、部下はいってみればただの駒。もし**「君のためを思って」と言って注意や命令**をしたとしても、それは部下のためを思って言っているのではなく、自分の目的のためにそうしたポーズを取っているだけの可能性が高いでしょう。話を鵜呑《うの》みにするのではなく、本当の狙いをよく見極める必要があります。

また、サイコパスは衝動的な行動も特徴。**仕事内容とは関係ないことで文句をつけてきたりする**ようなら、その人はサイコパスの可能性があります。それに対して自分が反論すると、サイコパス上司はいっそう攻撃的になりますので、適度に聞き流す術《すべ》を心得ておきたいものです。

衝動的に行動するという点では、言動に一貫性がないのも特徴のひとつ。最初に言っていたことから**発言内容がコロコロ変わる**ことがあります。しかし、それを指摘したりするのは、あまり得策ではありません。サイコパス上司の狙いは他者を制することなので、文句をつけられると逆上する恐れがあります。この場合も、聞き流して適度に距離を取るのがベターといえるでしょう。

「キミのため」と言いつつ自分の成果のため

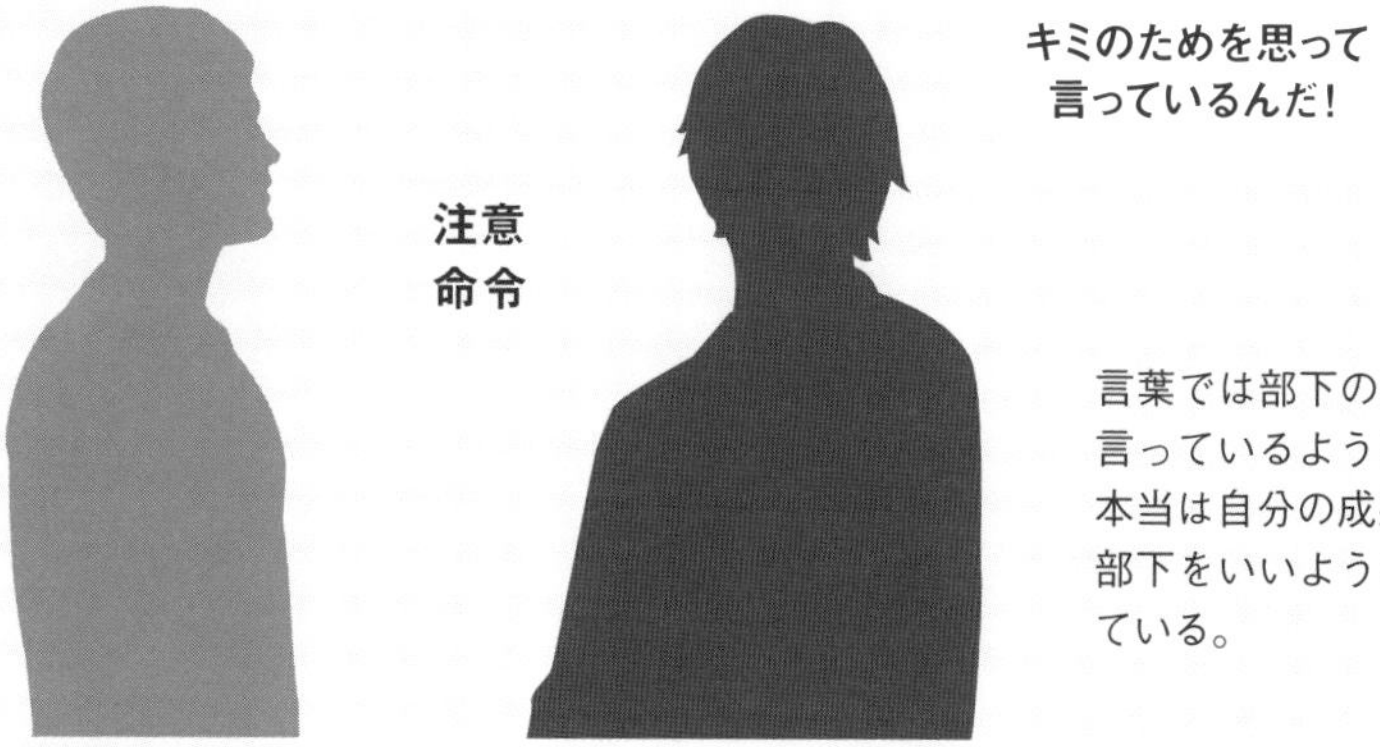
キミのためを思って
言っているんだ！
注意
命令

言葉では部下のためを思って言っているように聞こえるが、本当は自分の成果が目当てで部下をいいように使おうとしている。

腹が立つと部下に当たる

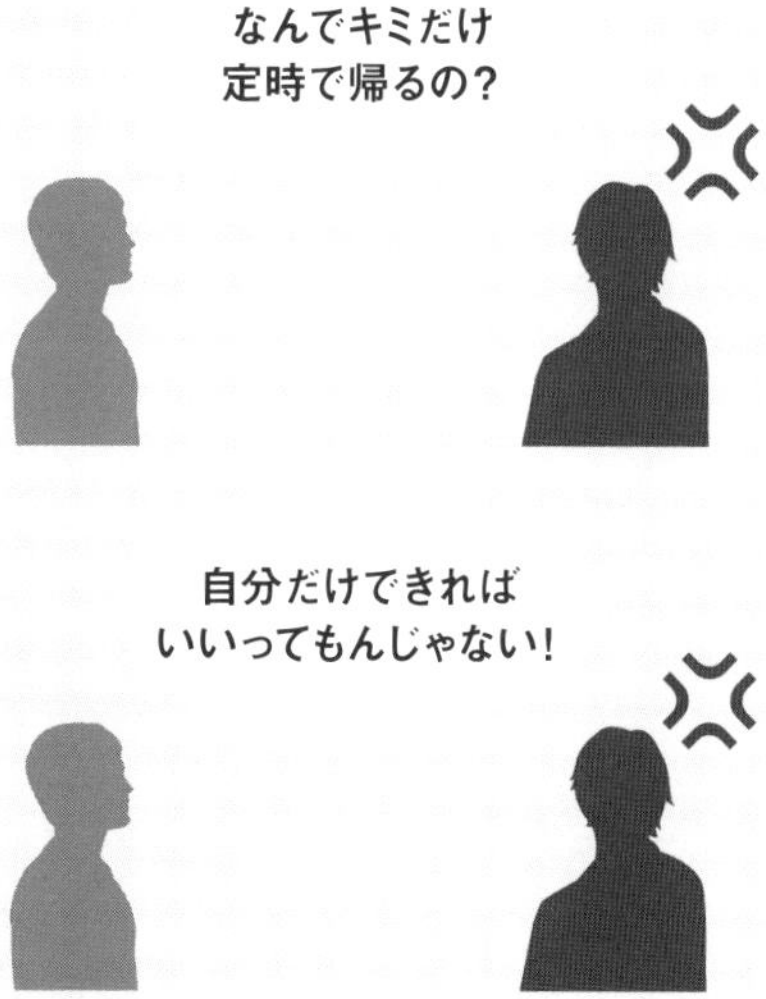
なんでキミだけ
定時で帰るの？
自分だけできれば
いいってもんじゃない！

仕事内容とは直接関係ないことでも、何かにつけてイチャモンをつけてくる。

発言内容がコロコロ変わる

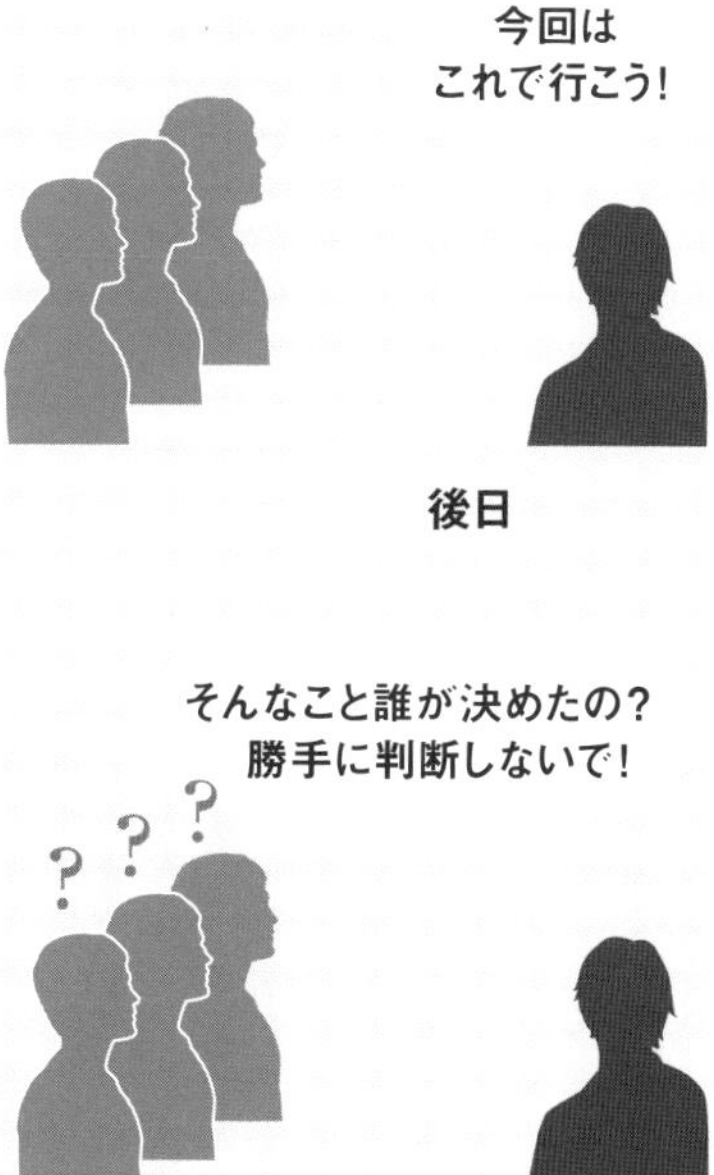
今回は
これで行こう！
後日
そんなこと誰が決めたの？
勝手に判断しないで！

決定事項がコロコロ変わるため、指示を受けて動いていた大半が迷惑をこうむる。

社会的成功者はサイコパスだらけ!?

組織のトップにはサイコパス的能力が求められる

社会的成功者とサイコパス

世間一般の人に比べ、社会的地位の高い人はサイコパシー尺度のスコアが高いと、アメリカの心理学者ポール・バビアクは言っています。サイコパスの持つ特性が、「社会的成功を収めるのに活かされている」と考えることができるからです。

たとえば、サイコパスは恐怖を感じにくいという点。成功を収めるにはリスクもあり、普通はそのリスクに対して不安を感じたり慎重になったりします。**サイコパスはリスクよりも成功時のリターンを意識し、不安や恐怖を感じにくい**とされています。結果、リスクを恐れず大胆な決断ができ、成功につながるのです。それに加え、サイコパスは感情に左右されず合理的な判断をするという研究結果もあります。事業や人員の切り捨てを躊躇せず、変革を厭《いと》わないのも成功の要因です。

また、サイコパスは人より上に立ちたいという願望が強い傾向にあります。人より成功する、人を負かす、人をコントロールできる立場を得るといったことに満足感を求めます。**他者に対する優越感がサイコパスの原動力**といえるでしょう。

そして、たくみな話術で**人を引き込むのがうまい**という点。大きな成功を収めるにはさまざまな人との関わりが不可欠ですが、サイコパスは魅力的なトークで相手を虜《とりこ》にする術に長けています。他社との連携や、部下を乗せてうまく使うなどはサイコパスの得意分野です。このような理由から、経営者や弁護士などの社会的成功者にサイコパスが多いのだと考えられます。

リスクを恐れずに行動できる

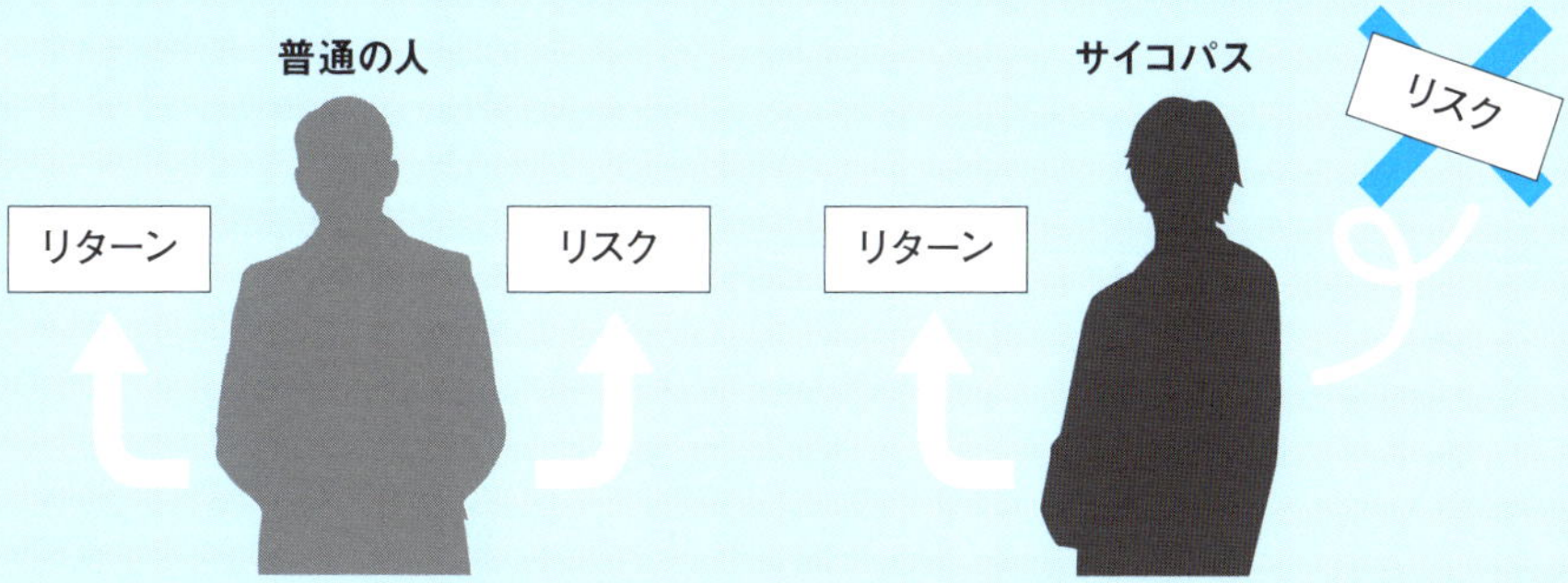
普通の人
リターン
リスク
サイコパス
リターン
リスク

リスクとリターンを考えて行動する。リスクを恐れて、守りに入ることも。

リターンを最重視。リスクも認識はしているが、実感に乏しく気に留めない。

他者より上に立つことに執着する

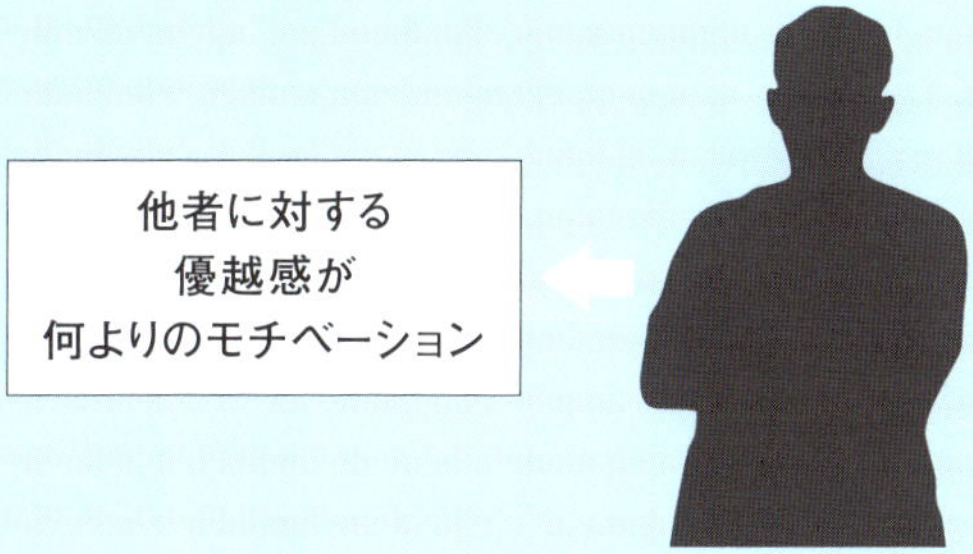
他者に対する
優越感が
何よりのモチベーション

サイコパスの思考

サイコパスは「他者より上に立ちたい」「他者を負かしたい」という願望が、普通の人に比べて非常に強い。他者に対する優越感が、サイコパスを突き動かす原動力になっているのだ。この要素が、社会的成功を収めることに対して大きな武器になっていると考えられる。

人を利用するのが上手い

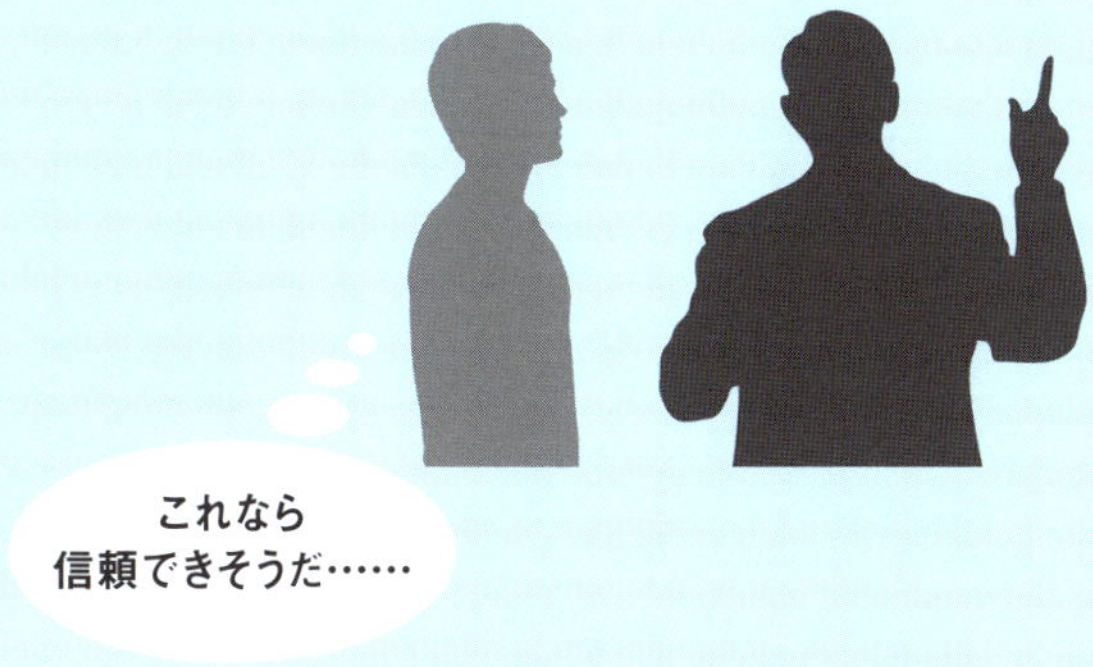
我が社と共同で
新しいビジネスをしましょう!
これなら
信頼できそうだ……

取引先や提携先をうまく利用する、部下を乗せて使うといった手腕に長けている。

アイドルグループはサイコパスにとって天職か？

アナタの推しメンはもしかしたらサイコパスかも！

アイドルに必要な能力とサイコパス

テレビや舞台などで華やかに活動するアイドルやタレントたちも、見方を変えるとサイコパスの能力が活かされやすい職種と考えられます。

まず思い浮かぶのが、大勢の観客の前やテレビカメラの前などでも平静でいられること。**サイコパスは不安や恐怖を感じにくい**ため、このような状況でも臆することなく平常心でいられます。「サイコパスの殺人犯は銃で相手を撃つ瞬間のほうが平静時よりむしろ落ち着いている」という研究結果もありますので、もしサイコパスがアイドルなら「ステージに立っているときが一番落ち着いている」という可能性も十分にあります。

また、**サイコパスは自分を魅力的に見せることが得意**です。可愛い仕草や格好いい振る舞いなど、ファンの憧れる姿を演じるのはお手の物。清楚に見えたり天然さが魅力だったりするアイドルも、それは計算ずくの立ち居振る舞いかもしれません。

このようにサイコパスの割合が多そうなアイドルですが、さらにアイドルグループともなれば**「サイコパス同士のせめぎ合い」**という構図も見えてきます。他者より上に立ちたい、他者を蹴落として勝ち組になりたいと考えるサイコパスにとって、興奮や充実感を得られる天職かもしれませんね。ただ、このようなサイコパスの混ざったグループは、チームワークが乱れて崩壊しやすくなります。騒動をたびたび起こすグループや人の入れ替わりが激しいグループは、サイコパスがいるのかも……と思って見ると興味深いかもしれません。

緊張する場面でも物《もの》怖《お》じしない

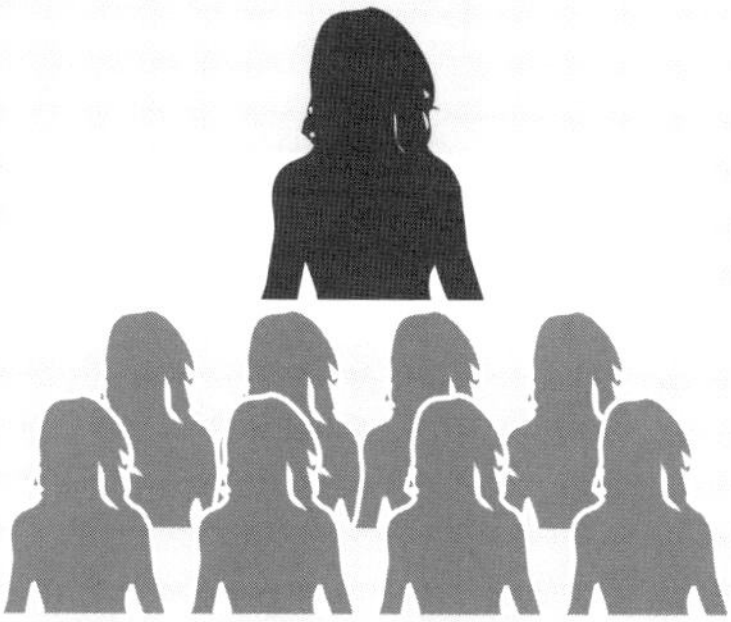

サイコパスは大勢の観客を前にしても緊張や不安を感じにくく、平常心で演技やトークなどができる。

自己アピールが得意

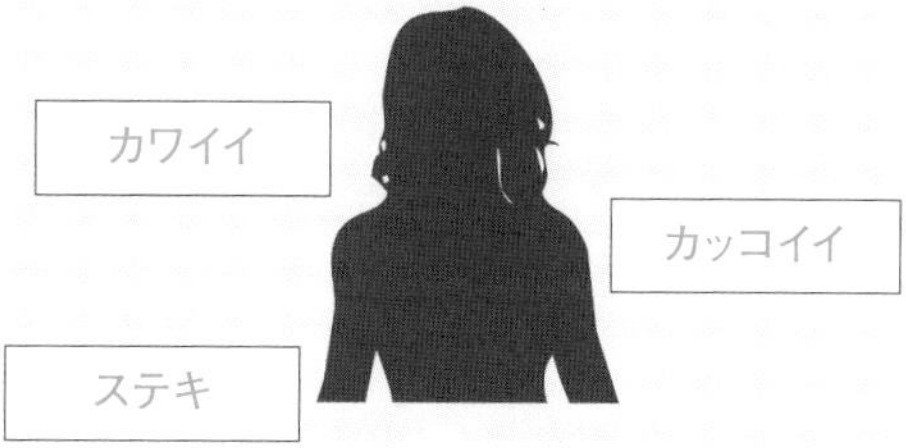
カワイイ
カッコイイ
ステキ

自分を魅力的に見せる
テクニックが秀逸

人を蹴落としてでもトップを目指す

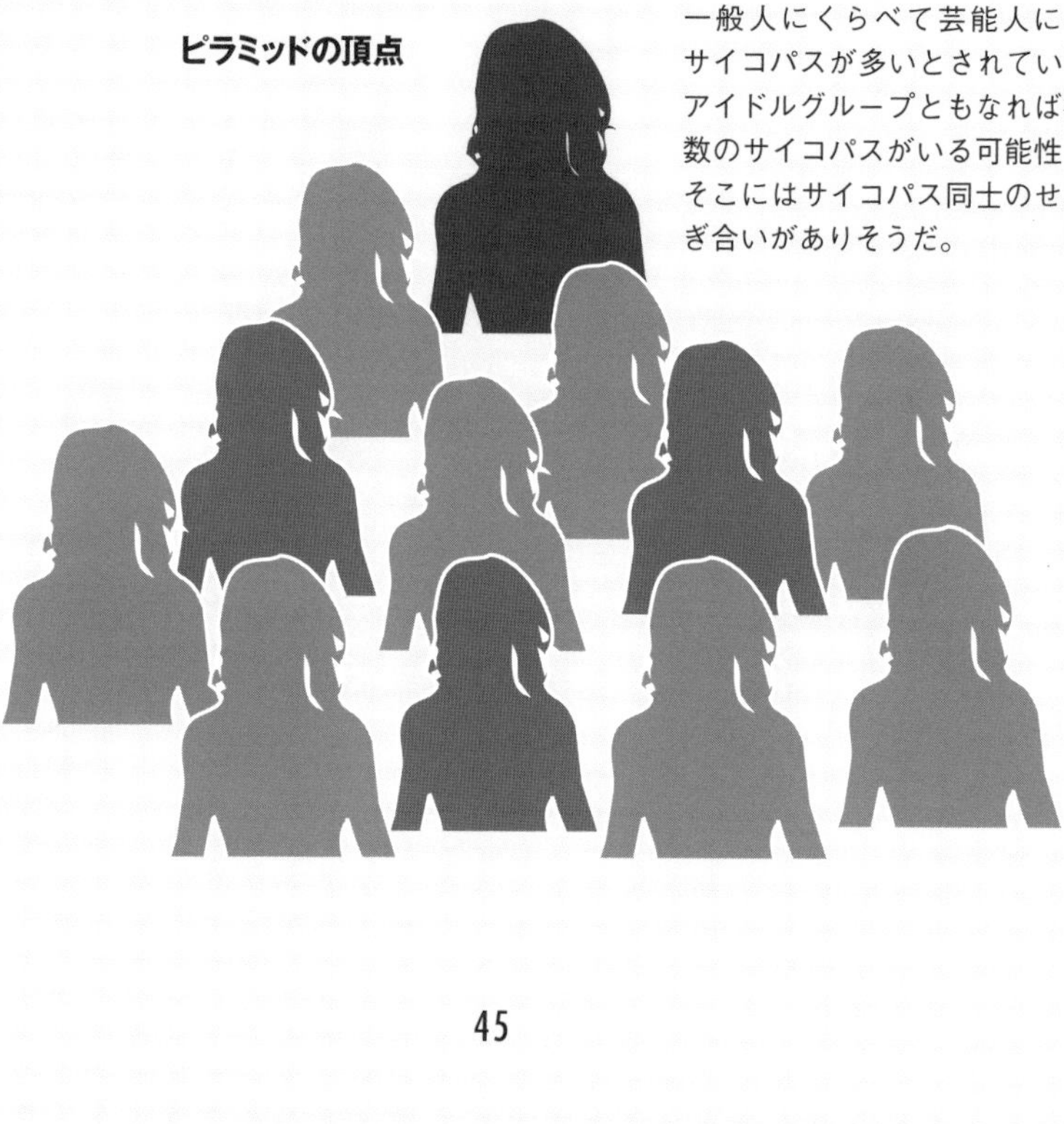
ピラミッドの頂点

一般人にくらべて芸能人にはサイコパスが多いとされている。アイドルグループともなれば複数のサイコパスがいる可能性も。そこにはサイコパス同士のせめぎ合いがありそうだ。

SNSで増殖するプチ・サイコパスたち

ネット上だからこそ表面化しやすいサイコパス的性格

「ちょっとサイコパス」な人々

ネット上は面と向かってのコミュニケーションと違い、自己中心的な発言が表れやすい場です。ネット上で「荒らし」行為をする人にサイコパスが多い……という研究結果もありますが、甚大《じんだい》な炎上を起こすタイプばかりでなく、ちょっとサイコパスっぽい人も案外いるものです。

サイコパスの傾向として、まず**他者を攻撃して優越感を得る**という面があります。いつも誰かを非難していたり、世の中の出来事に文句ばかりつけている人を見かけたことがないでしょうか？　こうした人は、重度のサイコパスではないにしても、サイコパスの特性をそこそこ持つ「プチ・サイコパス」の可能性があります。

優越感を得るという点では、**自慢話をアップして自己アピールする**のもサイコパス傾向のひとつ。「いい思いしているな」とか「いい物持っているな」と思わせる写真やテキストを、何かにつけてアップする人がこのタイプです。傍から見ていると、嫌味に感じるだけのことも多いでしょう。こうした人もプチ・サイコパスと考えられます。

一方で、自分の代わりに子供やペットの写真をアップするケースもあります。**自分は表に直接出ず、自分のコントロール下にある子供やペットを使って「かわいい」と言ってもらいたい**という自己アピールです。もちろん、子供やペットを通した人付き合いのためにアップしている人もいますが、とくに意味もなく自己主張が鼻につくだけの人は、プチ・サイコパスかもしれません。

攻撃や非難が好き

ネット上では、面と向かっての場合と違い、言いたいことをストレートに言いやすい。「人を貶《おとし》めて優越感を得たい」というサイコパス的願望が表れやすい。

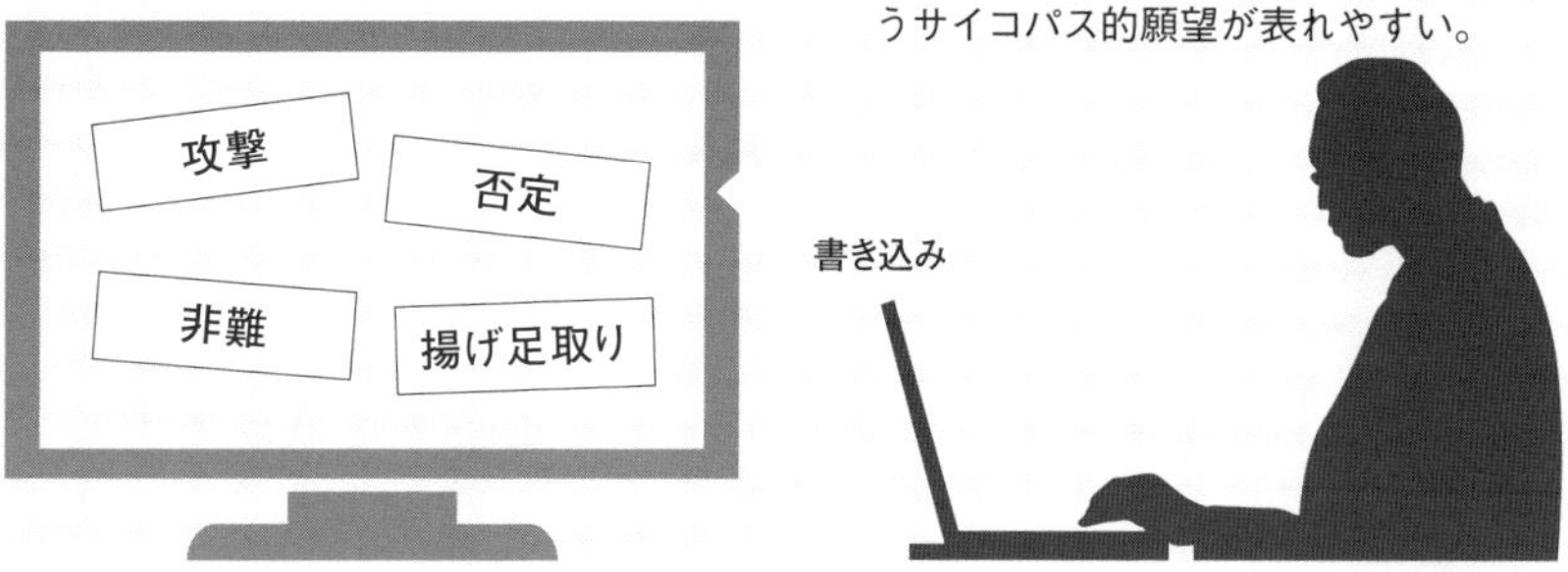

自慢話で「人から羨《うらや》まれたい」

「こんな体験をした」自慢

「こんな物を買った」自慢

「いいことがあった」自慢

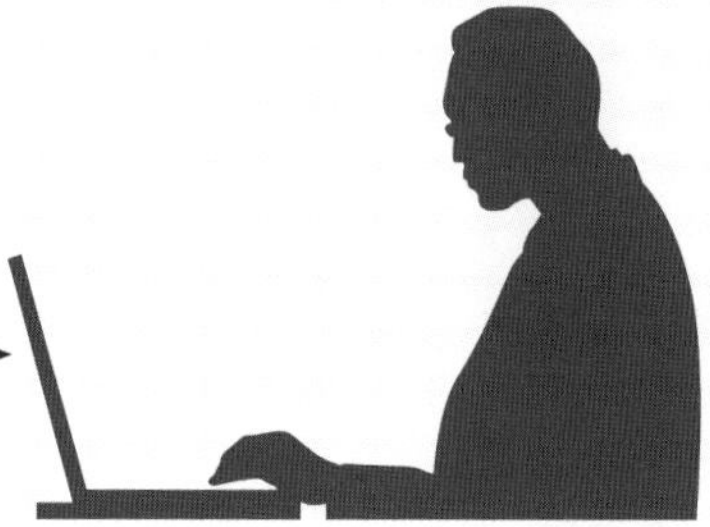

「充実した生活を送っている」ことをアピールし、人から羨まれたいという願望を持つ。「人より優位に立ちたい」というサイコパス特性が見て取れる。

子供やペットを使って間接的に自己主張

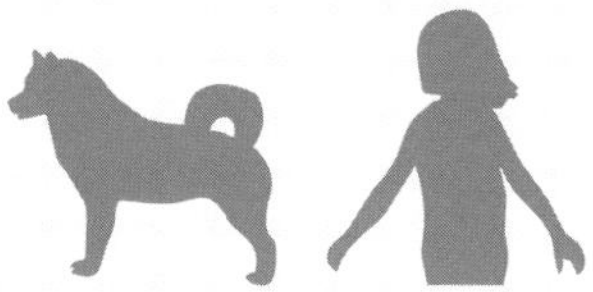

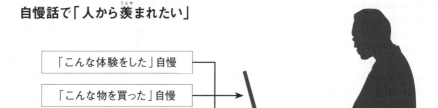

何かにつけて子供やペットの写真をアップ

「いいね」と思われたいけど、自分が矢面に立つのは抵抗感がある。そんな人が取る行動に、子供やペットの写真を載せるというものがある。プチ・サイコパスの傾向が見える一面といえよう。

ママ友グループこそサイコパスの温床

閉鎖的なコミュニティはサイコパスを助長する

暗に順位付けをする陰湿な社会

　子育て中の女性が集まるママ友グループ。主婦にとって情報交換や助け合いの場となる大事なコミュニティですが、その一方、閉鎖的で陰湿ないじめが起きやすいという側面もあります。こうした環境はとくにサイコパスが跋扈《ばっこ》しやすい場です。

　ママ友グループは、**何かにつけてメンバーの序列化**をしたがります。これは俗に「ママカースト」と呼ばれ、夫の勤め先や住んでいる場所、子供の出来などで、暗に順位付けが行われます。もちろん公式なものではないので、気にしなければいいのですが、みんなの共通認識として定着してしまい、結局その中に巻き込まれてしまうことが多いようです。こうした序列化をサイコパスはとくに好みます。やたらと順位付けをしたがる人がいたら、その人はサイコパスの疑いがあります。

　ママカーストのボスがサイコパスの場合、その人はコミュニティを**自分に都合よく動かすために他の人を支配しようとします**。よくあるのは、最初は「良き協力者」を装ってメンバーに近づき、他のメンバーの悪口を言い合って皆の不安を煽《あお》るケース。そこに染まっていくうちに、サイコパスにいいように利用されてしまうのです。

　また、気に入らない人がいると、その人抜きでランチで集まったり、悪い噂を流して居づらくさせるなど、**ありとあらゆる手段を駆使して嫌がらせしようとします**。このようなことを躊躇なくする人はサイコパスの可能性が高いので、距離を置いたほうが無難です。

「ママカースト」という序列化社会

階級

序列化の要素

- 夫の勤め先、収入
- 住んでいる場所
- 子供の学力
- 身に着けているブランド品

ママ友グループにはさまざまな序列化要素がある。サイコパスはとくにそうした序列化を好み、他者より上に立とうとする。

メンバーを疑心暗鬼にさせてコントロールする

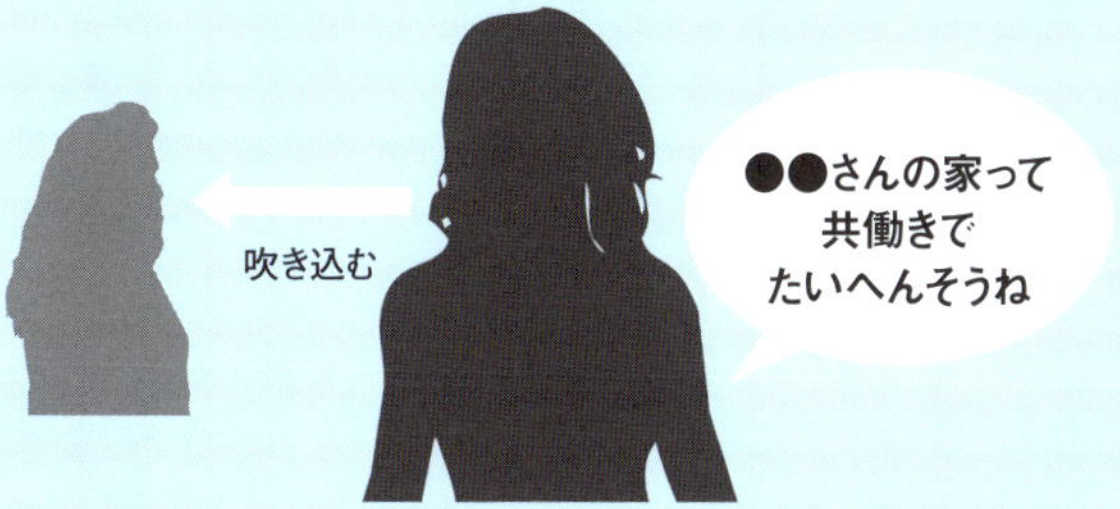
吹き込む
●●さんの家って
共働きで
たいへんそうね

その場にいない人の陰口を言い合い、ギスギスした関係を作り出す。こうした不安と恐怖で皆を煽って、グループを自分の思いどおりにコントロールしようとする。

気に食わない人を陰湿に排除

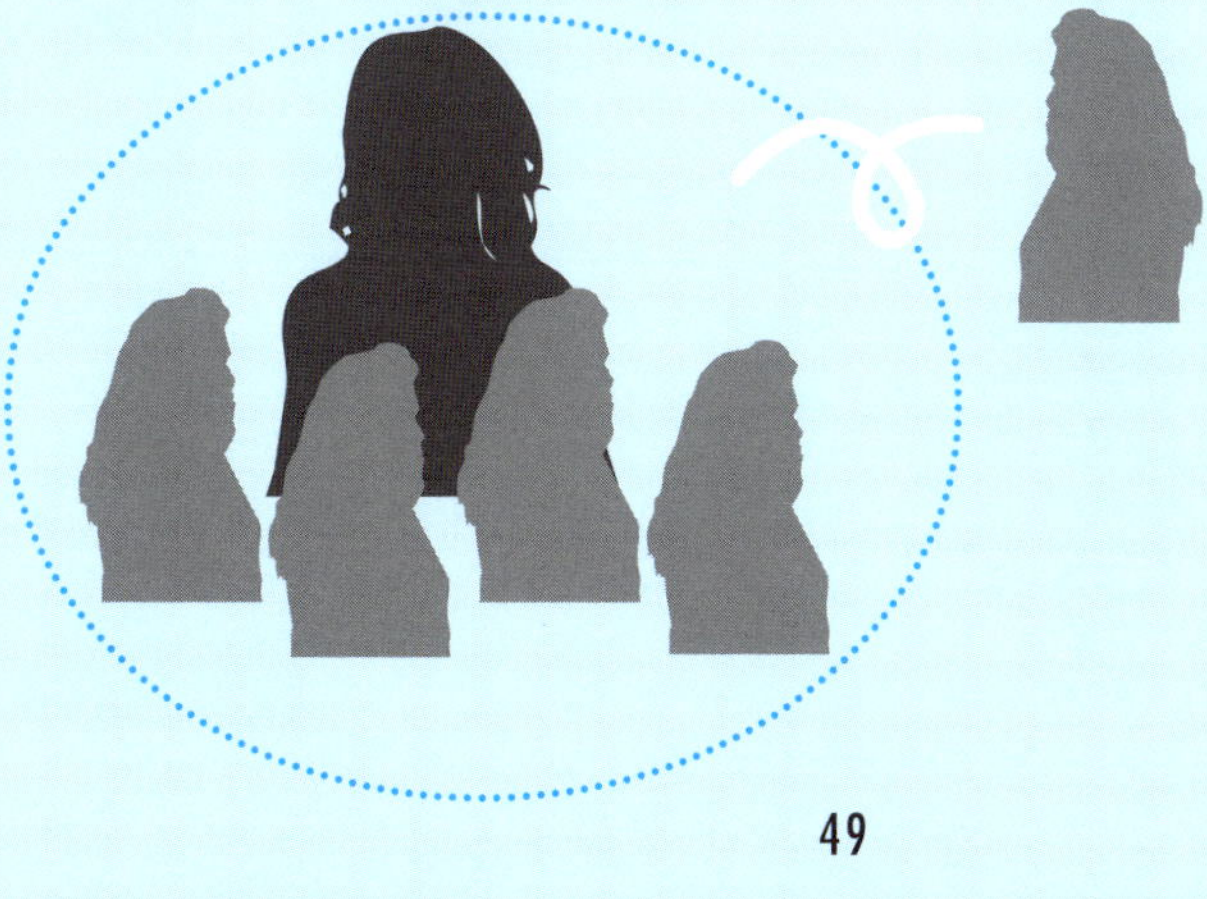

気に食わない人を孤立させ、グループ内での立場を失わせる。また、その人が困るような陰湿な妨害工作をすることもある。

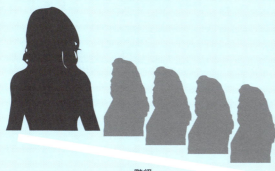

町内会・マンション理事会にサイコパスの影あり

管理費を私物化して甘い汁を吸うサイコパス理事

理事は美味しいポジション

町内会やマンション理事会と聞くと「面倒だしやりたくない」という人も多いかと思います。ですが、なかには**管理者のポジションを利用して不当に利益を得ようとする**人もいます。とくにマンションではみんなの共有物や財産が多く、管理者に自分勝手な運営をされると住人は多大な被害を受けることになります。こうした管理者のポジションに、サイコパスが就《つ》いてしまうと厄介です。

マンションの理事は、住人たちで構成される管理組合のトップで、マンションの管理施策を任されています。住人から集めた管理費を使って管理会社に掃除を依頼したり駐輪場の計画を練ったりと、さまざまな管理業務を行うわけですが、下心のある人が務めるとこれを**自分に都合のいいように進めてしまう**のです。知り合いの業者に管理を頼んでキックバックをもらう、自分のための設備や備品を購入する、あるいは共有物やスペースを自分勝手に使うといった具合です。

サイコパスはこうしたことを平気で行い、住人の共有財産である管理費を食い尽くす可能性もあります。注意しても「理事に立候補しなかったあなたが悪い」などと反論や逆ギレし、**都合が悪くなれば言い訳をしてうやむやにすることも**あります。結局、損をするのは他の住人たちです。こうした横暴を許さないためにも、しっかりと監視することが重要です。またひとりで立ち向かおうとせず、他の住人たちと協力してサイコパスを主要職から外すのが得策といえるでしょう。

サイコパスがマンション理事になると……

管理会社を勝手に変更

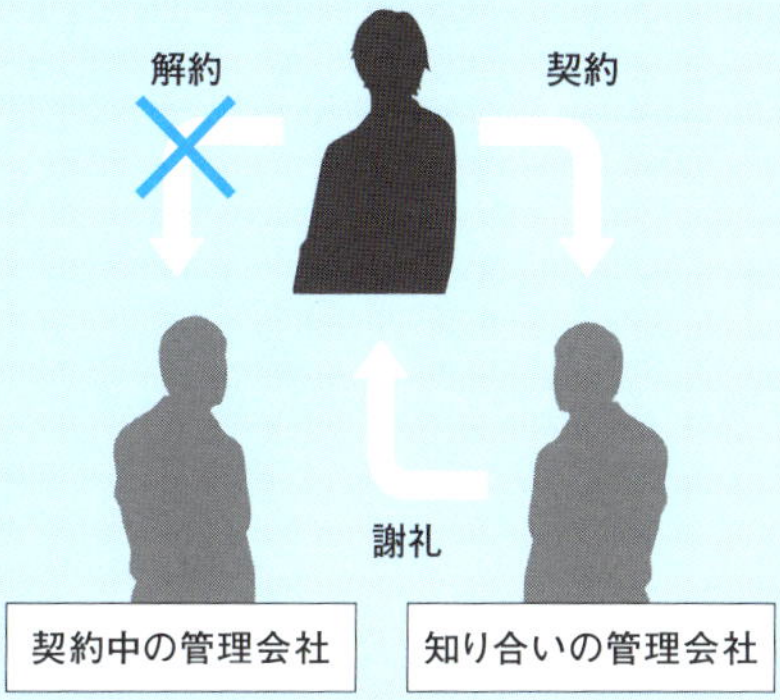
解約
契約
謝礼
契約中の管理会社
知り合いの管理会社

自分の懇意にしている会社や知り合いなどに管理を頼み、謝礼やリベートをもらう。

管理費を私的に流用

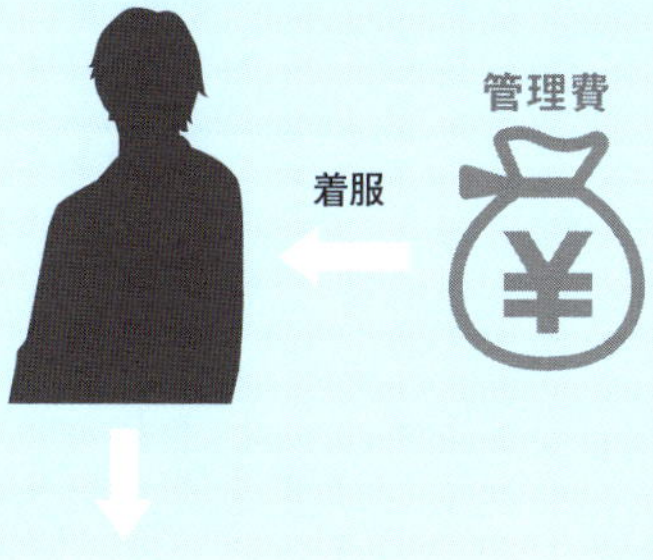
管理費
着服

・私的なものを購入する
・自分にしか恩恵のないところにお金をかける

注意をしても逆ギレ

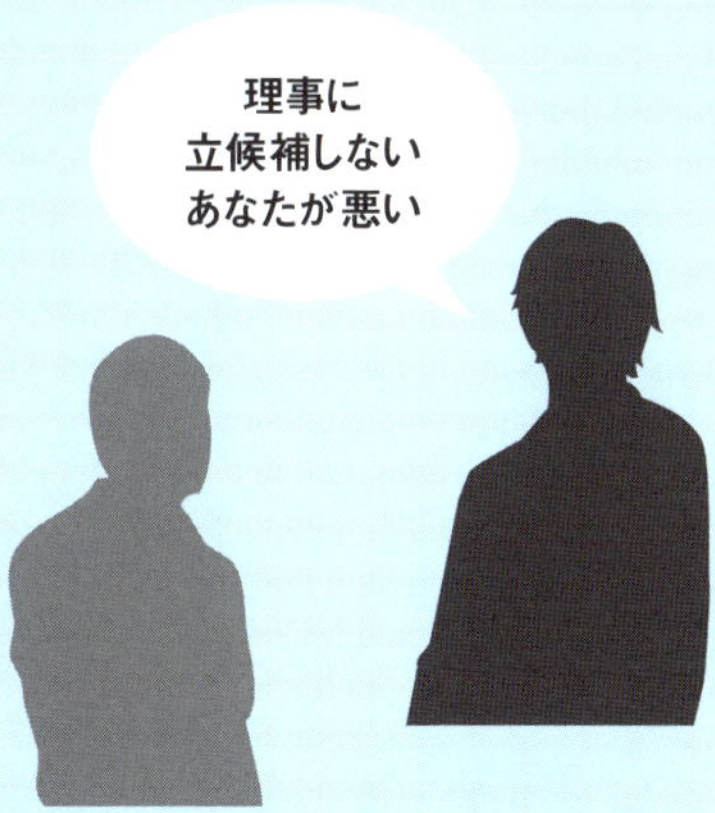
理事に
立候補しない
あなたが悪い

不正を見つけて注意しても、サイコパスは自分の非を認めないばかりか、むしろ責任を他者に押しつけてくる。

陰湿な仕返しをすることも

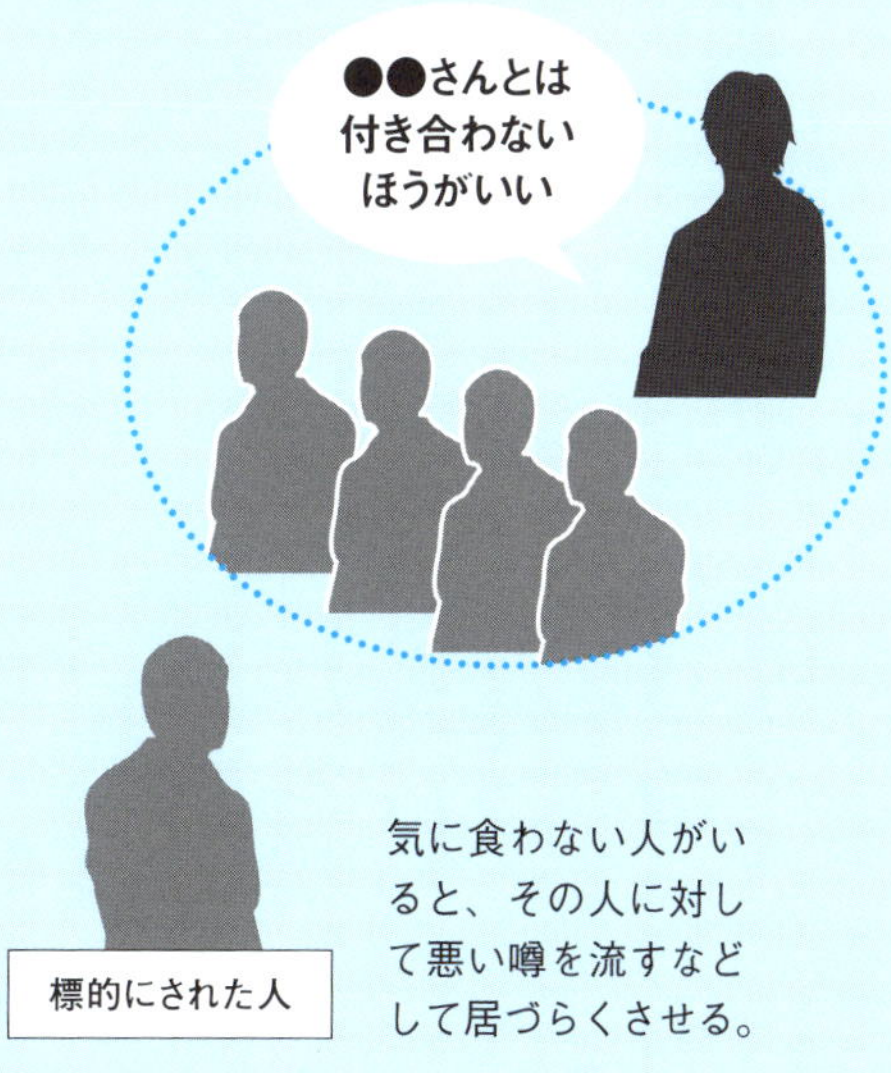
●●さんとは
付き合わない
ほうがいい
標的にされた人

気に食わない人がいると、その人に対して悪い噂を流すなどして居づらくさせる。

モンスターペアレントとサイコパスの共通点

社会常識を逸脱した言動に見えるサイコパス性

我が子のためではなく自分のため

学校や幼稚園などに対して非常識な苦情や文句をつける親「モンスターペアレント」。その自己中心的な言動は、サイコパスと非常に近いものがあります。実際にモンスターペアレントの中には、サイコパスがそれなりにいると推測できます。

モンスターペアレントは、**基本的に自分や自分の子のことしか考えていません**。自分の子を誰々と一緒のクラスにしてほしい、発表会で主役にしてほしいなど、自分勝手な要求を突き付けてきます。要求が受け入れられないと、昼夜問わず抗議の電話をかけ、「教育委員会に訴えるぞ」と脅すなど、非常識な攻撃をしてくることもあります。

このような行動をする人には、わが子を溺愛《できあい》して周りが見えなくなってしまうタイプと、わが子のためと思わせながら、実際は**相手を負かして自分が満足したいタイプ**の2種類がいます。この後者がサイコパスと思われるタイプです。自分の子供を傷つけられたことへの腹立ち、毅然《きぜん》と抗議して「頼れる親だと思われたい」という承認欲求、そして相手を言い負かして優越感を得たいという願望……サイコパスは子供への愛情ではなく自分の満足感のために行動します。

こうしたサイコパスとは、話し合いで解決しようとしても無駄骨に終わることが多いでしょう。サイコパスはウソをついてでも相手を屈服させようとしますし、都合が悪くなると言っていることが二転三転しがちです。教育委員会に報告するなどして、公の場で対処するのが最善策です。

モンスターペアレントの行動

発表会で……

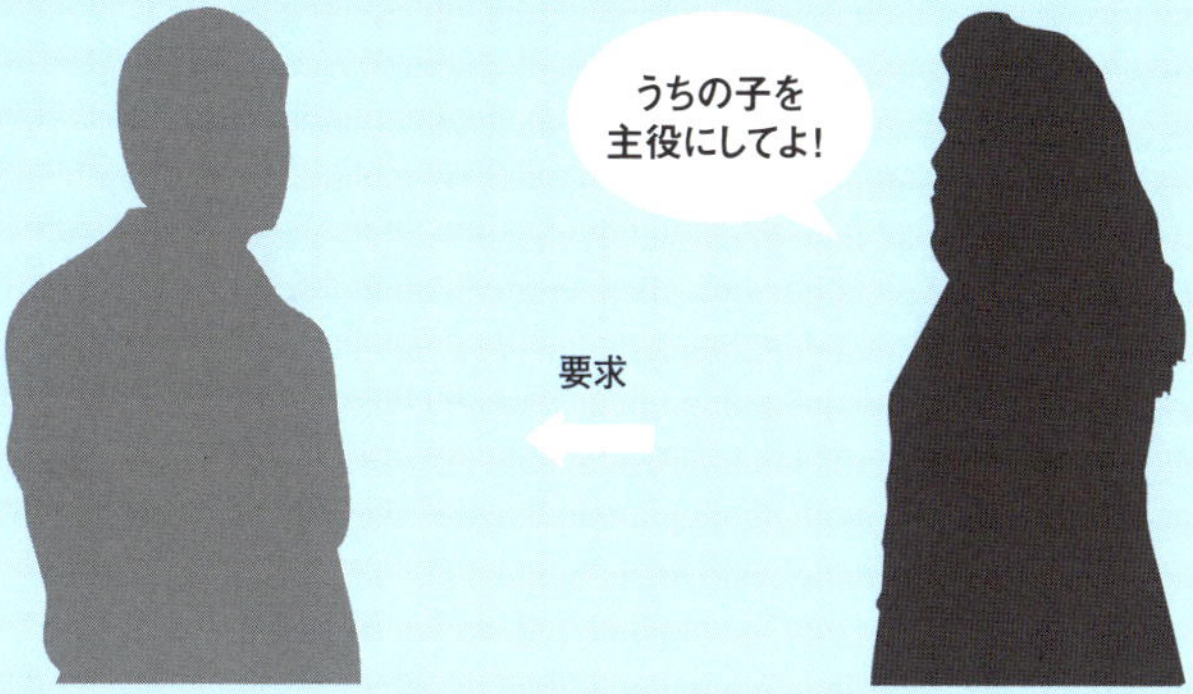
うちの子を
主役にしてよ!
要求
教師
親

その他にも以下のような言動例がある。

- 「○○クンとは別のクラスにしてほしい」
- 「うちの子がいじめに荷担するわけがない」
- 「危険な種目があるから運動会は中止にしろ」
- 「休んだ日の給食費を返せ」
- 「担任の先生が気に入らないから変更しろ」
- 「教育委員会に訴えるぞ」

基本的に上から目線で、「自分は客なんだから学校（幼稚園・保育園）はサービスして当たり前だ」というスタンスで行動する。自分や自分の子供のことしか考えないのが特徴である。

モンスターペアレントのタイプ

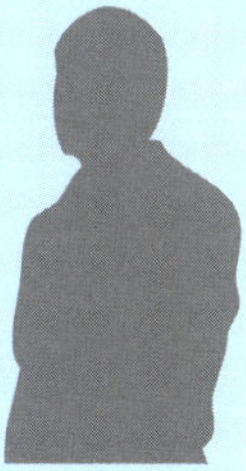

普通のタイプ

- 自分の子供を溺愛
- 他のことが目に入らない

我が子への愛情のあまり自己中心的な行動に走る。感情の起伏が激しいタイプの人間である。

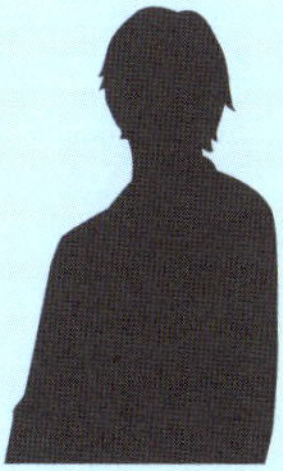

サイコパス

- いい人だと思われたい
- 自分が優越感を得たい

子供のためというポーズを取りつつ実際は自分のため。他者を負かして快感を得るのが目的。

サイコパスは超一流の投資家!?

プレッシャーに左右されない大胆な資産運用

サイコパス投資家は諸刃の剣

サイコパスが力を発揮する場として、投資もそのひとつに挙げられます。大きな資金を動かす状況において、普通はプレッシャーに負けて守りに入ってしまいがちですが、**サイコパスは感情に左右されず冷静に利益を追求する**ことができます。

たとえばコツコツと利益を重ねて資産が増えてきたとき。たいていの人はだんだん冒険をしなくなり、できるだけリスクの低い運用になりがちです。また、持っている銘柄が少しでも値上がりすると、早く利益を確定したくてすぐに売ってしまうことが多くなります。儲けをさらに追求するよりも、いまある勝ち分を失いたくない……という心理が、そうした行動を取らせるのでしょう。

一方、サイコパスはそのような感情が薄く、さらに利益を求めてどんどんリスクを冒す傾向があるのです。それまでの収支に関わらず、儲けるチャンスがあれば冷静に資金をつぎ込みます。その結果、大きなリターンを得ることがあるわけです。

米国で3大学の共同チームが2005年に興味深い研究をしました。コインを投げて表か裏かを賭けさせ、当たれば掛け金を2.5倍返し、負ければ掛け金を没収するというものです。ほとんどの参加者は手元の資金が増えるにつれ守りに入りましたが、サイコパスは最後まで賭け続けて大きな利益を手にしたそうです。ただし、**大金を賭け続けて破産した**ケースもあったとか。大成功する者もいれば無一文になる者もいる……サイコパス投資家は諸刃《もろは》の剣《つるぎ》といえそうです。

利益が増えてきたときの行動

普通の人 ➡

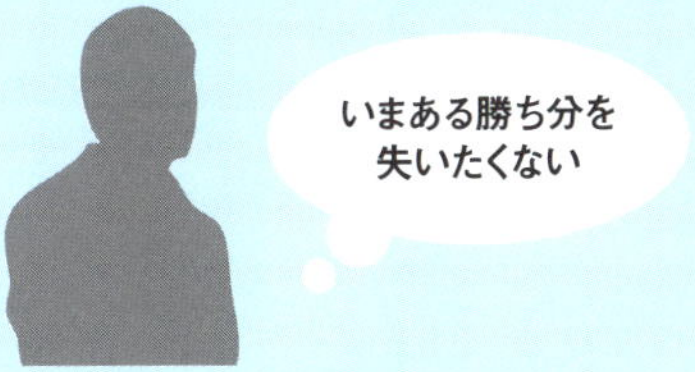
いまある勝ち分を
失いたくない

これまでに稼いだ利益を守ろうとしてだんだんリスクを冒さなくなり、手堅い運用になっていく。

サイコパス ↗

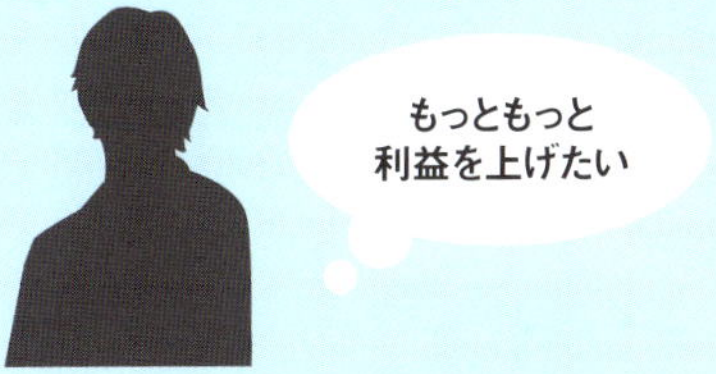
もっともっと
利益を上げたい

損失が恐いという感情が薄い。利益を得るチャンスがあれば、躊躇なくリスクを取り、どんどん資金を投入する。

持っている銘柄が値上がりすると……

普通の人 ⬇

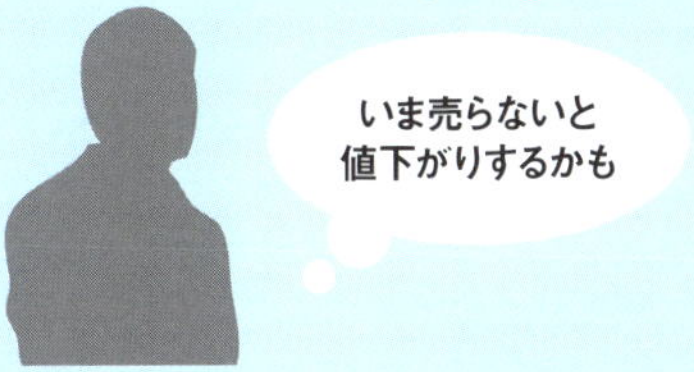
いま売らないと
値下がりするかも

値下がりを恐れるあまり、早く利益を確定しようとして、わずかな利益で手仕舞いしてしまうことが多い。

サイコパス ⬆

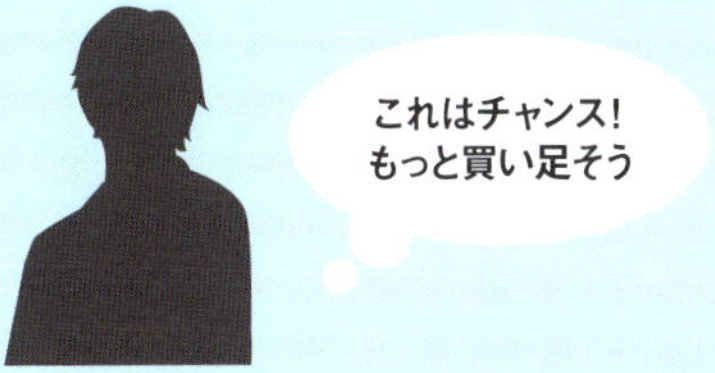
これはチャンス！
もっと買い足そう

利益のチャンスと見てさらに資金を投入する。うまくはまれば、大きなリターンを得て大成功につながることも。

リスクを恐れないことでマイナスの面も

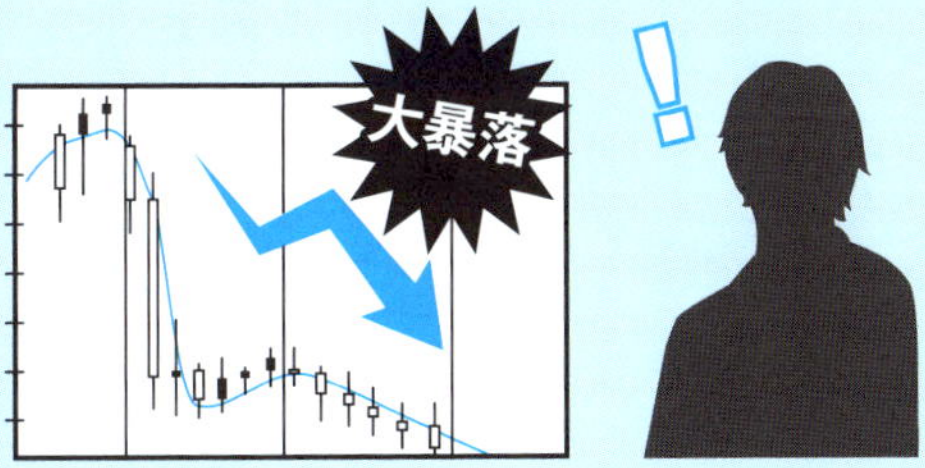
大暴落
！

利益を追求しすぎるあまり、暴落で財産をすべて失ってしまう可能性も。“リスクを感じてブレーキをかける”ということができないサイコパスの弱点である。サイコパス投資家は、大儲けする人と破産してしまう人の二極化になるだろう。

暴走ドライバーの心に潜む狂気

他車より優位に立つために事故もいとわない

サイコパス運転者には関わるな

車やバイクを運転していて「危険な運転をするなあ」と思う車両に出会ったことはありませんか？　人はハンドルを握ると自己中心的な面が表に出やすいといわれます。人間の力を遥《はる》かに凌駕《りょうが》した「スピード」という武器をアクセルひとつで発揮できるのが、その理由でしょう。

運転者がサイコパスとなると極めて危険です。普通の人は、たとえどんなに大きな「スピード」という力を手に入れても、「事故を起こしてはいけない」「相手を傷つけてはいけない」といった心のブレーキで行動に歯止めがかかります。しかし、**サイコパスはそのような良心が希薄**で、「自分が優位に立ちたい」という考えが大きく表れます。そのため、ちょっと気が立っただけで普通では考えられないような事故を引き起こしたり、警察に追われたら歩行者を轢《ひ》き殺してでも逃げる、捕まってもあれこれ言い訳をして非を認めない、といった**自己中心的な行動に出ます**。

このようなサイコパスとの事故に巻き込まれると、不毛な争いになって神経を消耗するだけでしょう。自分のほうがどんなに正しくても、事故になったらイヤな思いをするだけなので、事故だけは避けるように注意して運転するべきといえます。なお、**サイコパスは優越感を得たいという特性**から、大きな車、高級な車、速い車など、より「力」のある車を好むと考えられます。こうした車で「動きがヘンだな」と感じる車両がいたら、下手に関わったりせず、やり過ごすのが最善策でしょう。

普通の運転者とサイコパス運転者

普通の運転者

あいつムカつくな!
でも事故は起こしちゃいけない

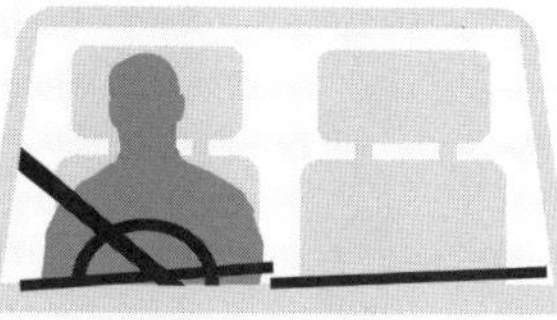

気が立って乱暴な運転をしそうになっても、「事故は起こしちゃいけない」「相手を傷つけちゃいけない」といった心のブレーキにより、行動に歯止めがかかる。

サイコパス運転者

あいつムカつくな!
ぶつけてでも抜かしてやる

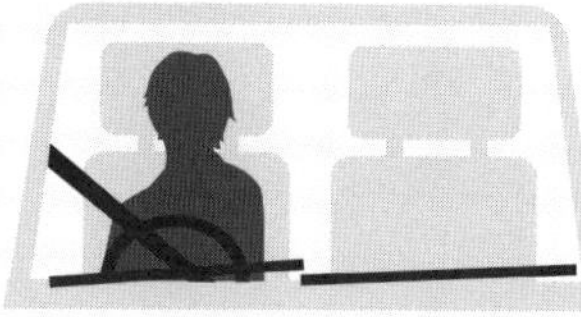

事故を起こしてでも「自分のほうが優位に立ちたい」という気持ちで運転する。普通では考えられない悲惨な事故を起こすのは、サイコパスタイプ。

サイコパスが事故を起こすと……

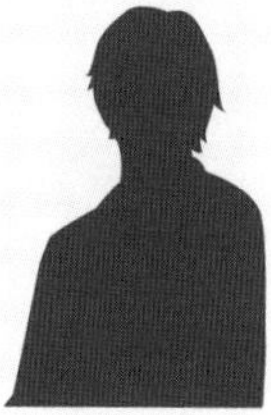

人を轢き殺してでも警察から逃げる

捕まってもあれこれ言い訳をする

被害者に謝罪はしない

自分が逃げることだけを考え、歩行者や他車にぶつかろうが気に留めない。もし捕まってもあれこれ言い訳をし、自分の罪を認めない。被害者に対して「自分が悪い」とは思っていないが、罪を軽くするために計算で謝罪をする可能性も。

サイコパスが好む車

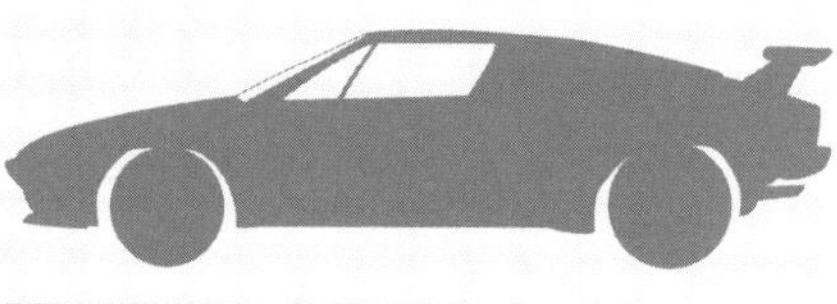

大きい車　高級な車　速い車

他者に対して優越感を得たいという気持ちから、左記のような車を好むと考えられる。なかでも運転が乱暴だったり、他車に対して攻撃的な運転をする車がいたら、サイコパスの可能性あり。

「オタク世界」で生きるサイコパスの姫たち

相手の同情を利用する女性サイコパス

男たちにチヤホヤされて悦に入る

サイコパスといえば**男性のイメージが強いですが、実際は女性も同様の比率でサイコパスが存在している**とされます。同じように自己中心的でも男性と女性では表現方法が違い、女性は同情を誘ってサイコパス的な行動を取ると考えられます。

その一例が「オタサーの姫」と呼ばれる存在。アニメ同好会や漫画研究会などオタクの集まるサークル、通称「オタサー」で、紅一点かそれに近い状態の女性のことです。こうした集団はたいてい男性ばかりが集《つど》うものですが、そこに女性が入ってくるとみんなからチヤホヤされるもの。そのポジションを利用して、男性たちを手玉に取り、悦《えつ》に入るのです。このときに使う手口は、**泣き落とし、**

同情を引くといった相手の優しさにつけ込む方法。このようなコミュニティでは、女性に免疫のない男性も多いですから、ちょっと可愛く振る舞うだけで簡単に翻弄《ほんろう》できたりします。男性サイコパスと手口は違えど、相手を自分のコントロール下に置いて優越感を得るという点は共通です。なかには複数の男性と性的関係を持って、それが原因でサークルを崩壊させてしまう女性もいて、「サークルクラッシャー」と呼ばれています。

同様の現象は、男性が極端に多く女性が少ない職場や組織でも見られます。理工系の学部や研究室、政治家など、さまざまな場所が該当するでしょう。こうした場所で「チヤホヤされて、従えれているな」と思われる女性がいたら、サイコパスの可能性を疑ったほうがいいかもしれません。

男女によるサイコパスの特性の違い

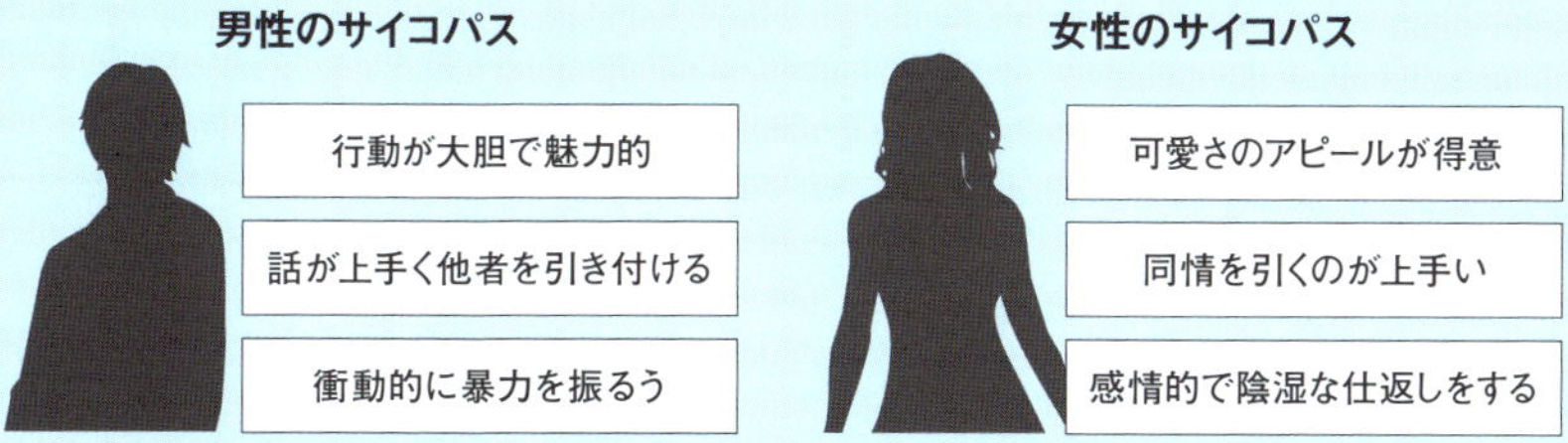
男性のサイコパス
行動が大胆で魅力的
話が上手く他者を引き付ける
衝動的に暴力を振るう
女性のサイコパス
可愛さのアピールが得意
同情を引くのが上手い
感情的で陰湿な仕返しをする

大胆な行動が魅力的な反面、衝動的にキレて暴力を振るったりすることもある。

相手の同情を引いて取り入るのが上手い。陰湿な暴力を振るうケースもあるようだ。

「オタサーの姫」といわれるポジション

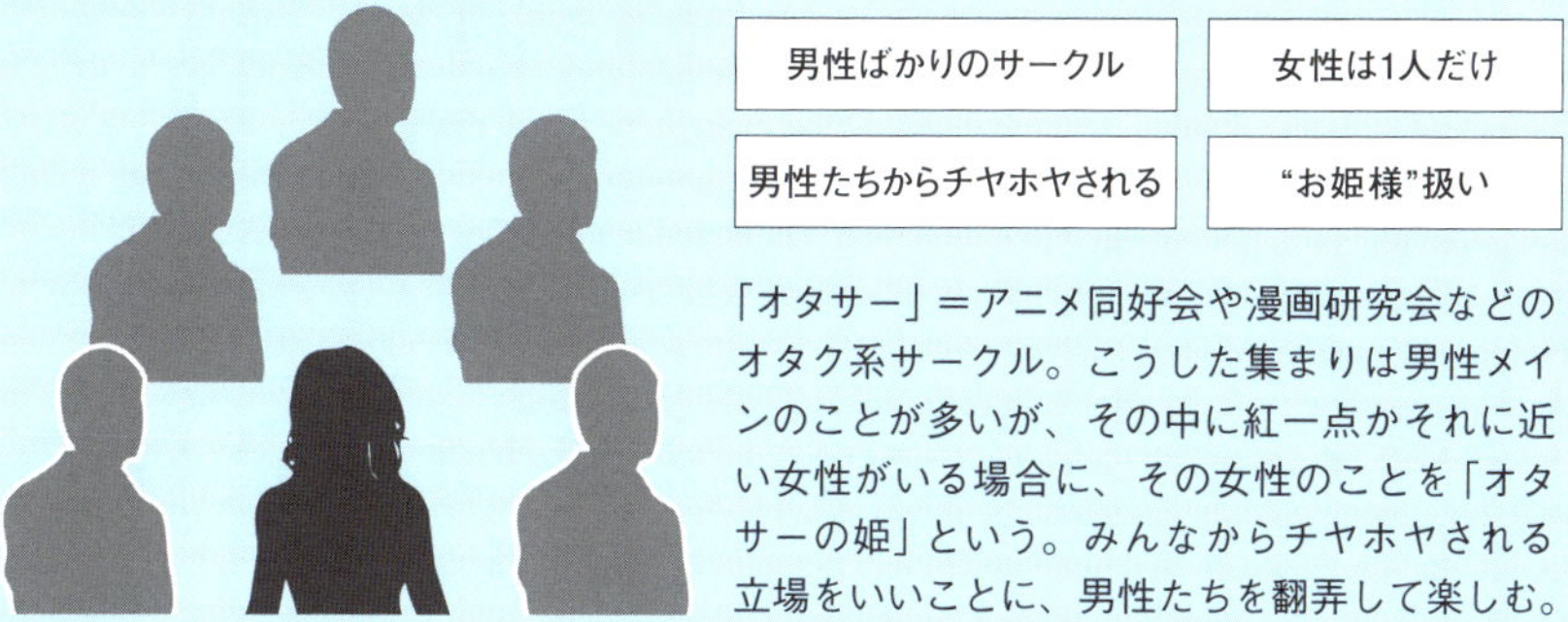
男性ばかりのサークル
女性は1人だけ
男性たちからチヤホヤされる
“お姫様”扱い

「オタサー」＝アニメ同好会や漫画研究会などのオタク系サークル。こうした集まりは男性メインのことが多いが、その中に紅一点かそれに近い女性がいる場合に、その女性のことを「オタサーの姫」という。みんなからチヤホヤされる立場をいいことに、男性たちを翻弄して楽しむ。

「サークルクラッシャー」とは

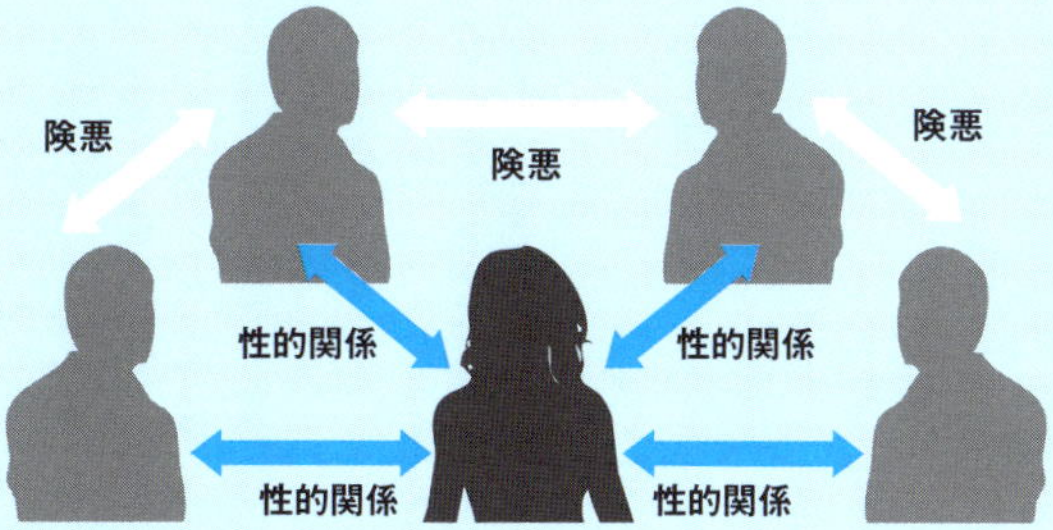
険悪
険悪
険悪
性的関係
性的関係
性的関係
性的関係

「オタサーの姫」が複数の男性たちと性的関係を持ち、それが原因で男性たちが険悪ムードに。最悪の場合、サークルが崩壊してしまうことも。こうしたトラブルを作る女性は「サークルクラッシャー」と呼ばれている。

「ネット荒らし」はサイコパスか、かまってちゃんか

他者を不快にさせる書き込みを繰り返す人たち

サイコパスやナルシストも

ネット上で他者を煽《あお》ったり不快なコメントを投稿をする「ネット荒らし」。海外では、知能が低く、粗暴でおおざっぱという意味も込めて「トロール」とも呼ばれています。その書き込みを見て嫌な思いをしたことがある人も多いと思います。こういう行動をする人は、マニトバ大学のエリン・バックルスらの研究によれば、**ナルシシズム（自己中心的）、マキャベリズム（他者をだましたり支配したい）、サイコパシー（他者に共感できない）、サディズム（他者を苦しめたい）のスコアが一般人に比べて突出して高い**そうです。つまり、ナルシストやサディストであるほか、サイコパスである可能性も高いということになります。

場を荒らして喜ぶだけ

実際の書き込みとしては、他者がカチンと来るような発言をしたり、他者の書き込みに対して小馬鹿にしたようなコメントをしたりします。反論などをすると火に油を注ぐようなコメントを返し、荒らすだけ荒らして去ってしまいます。サイコパスは意見交換をしたいのではなく、**相手に不快な思いをさせてその様子を楽しみたい**のです。他者からの批判にいっさい屈しない姿から、熱心なファンに慕われている人もなかにはいるようです。

一方、サイコパスではなく、単に寂しくて誰かに相手をしてもらいたいあまり、荒らしに走る人もいると思います。いずれにしてもまともな議論にならず、関わると嫌な思いをするだけです。

「ネット荒らし」の書き込み

サイコパスはわざと挑発的な書き込みをして炎上を誘う。また誰かの書き込みに対して、相手をバカにしたようなコメントをつけたりもする。

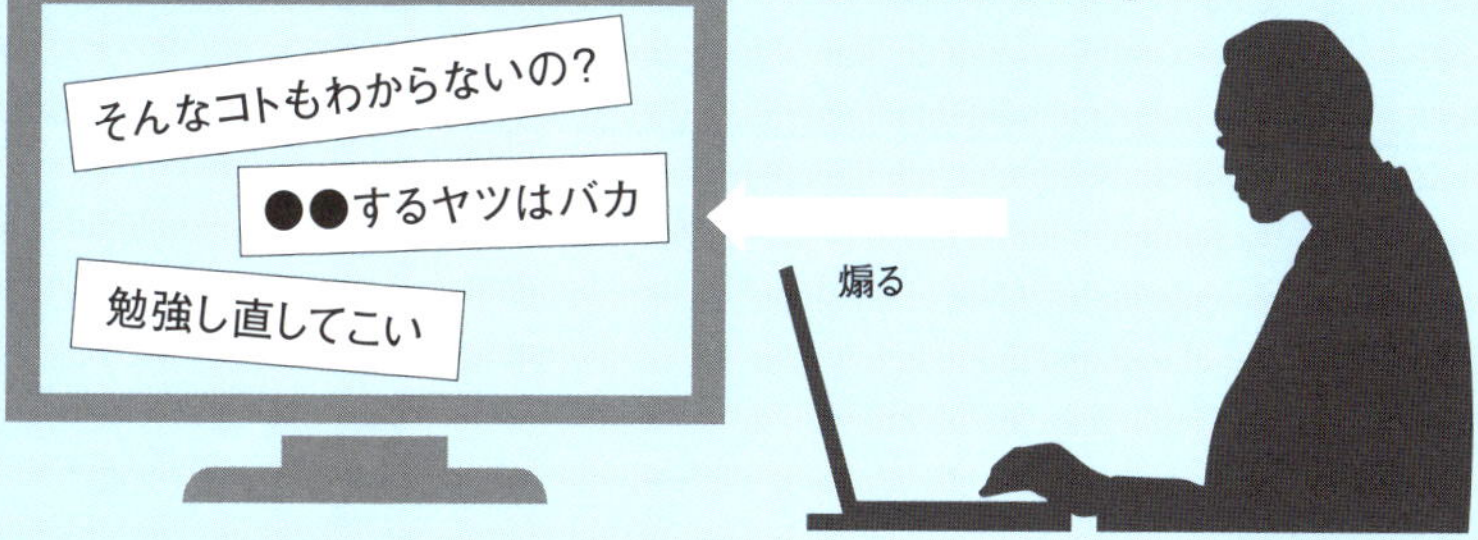

「ネット荒らし」に反論すると……

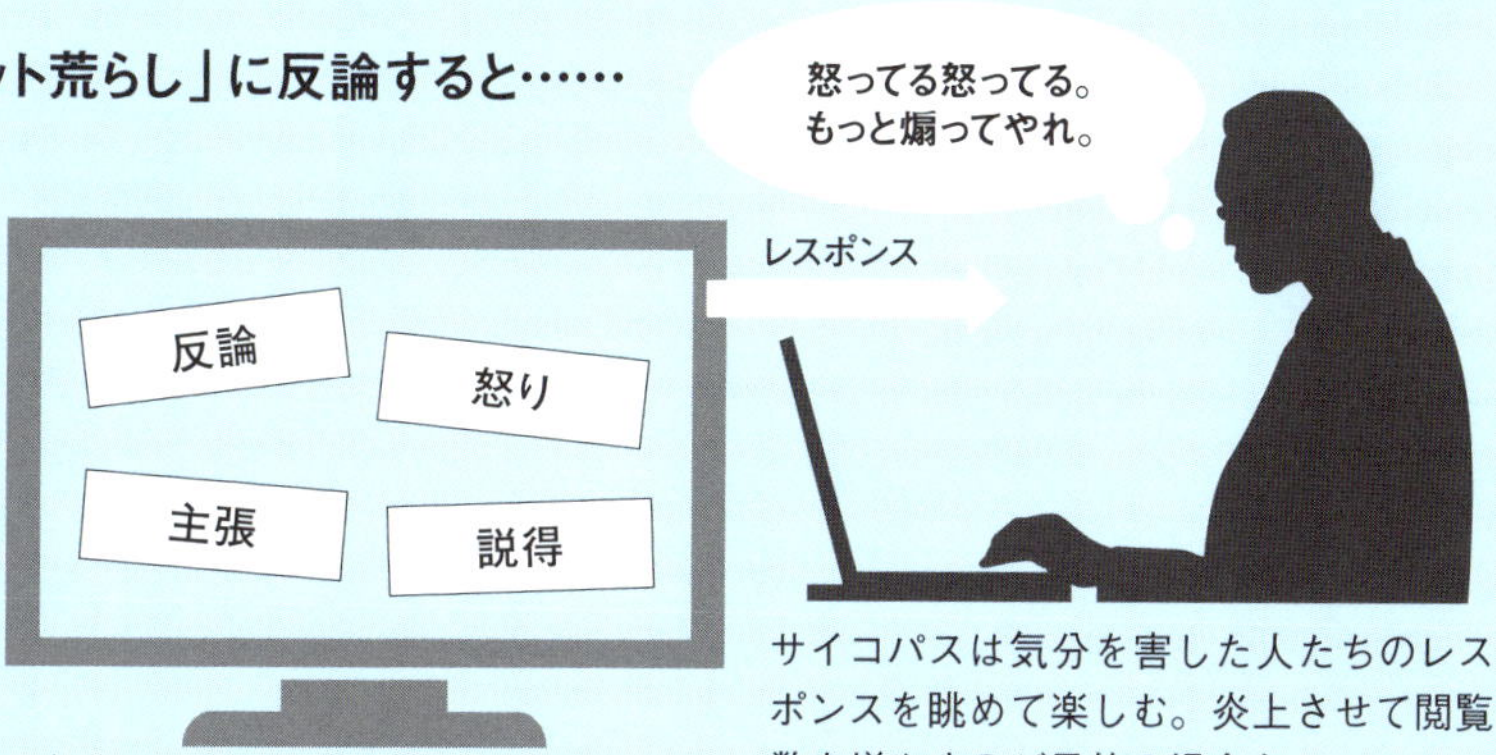

サイコパスは気分を害した人たちのレスポンスを眺めて楽しむ。炎上させて閲覧数を増やすのが目的の場合も。

「ネット荒らし」の性格特性

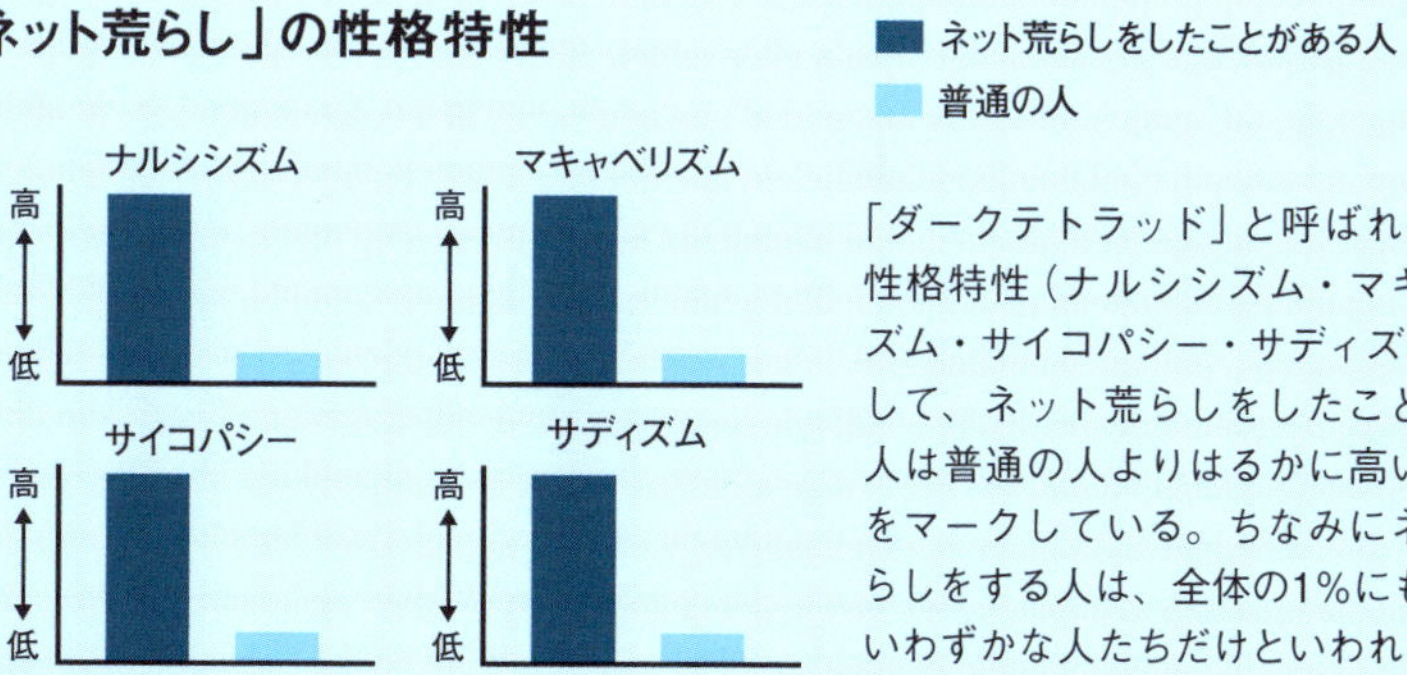

「ダークテトラッド」と呼ばれる4つの性格特性（ナルシシズム・マキャベリズム・サイコパシー・サディズム）に関して、ネット荒らしをしたことがある人は普通の人よりはるかに高いスコアをマークしている。ちなみにネット荒らしをする人は、全体の1％にも満たないわずかな人たちだけといわれている。

「厨二病」はサイコパスの入り口か？

最近増えつつある「妄想する大人たち」

「厨二病」とサイコパスの違い

独特な思考のひとつとして「厨二病《ちゅうにびょう》（または中二病）」というものがあります。これは「中学二年生あたりの思春期に見られる背伸びがちな痛い行動」を表したもの。医学的な病名ではなく、ネットスラングから広まった言葉です。これはサイコパスと関係あるのでしょうか？

厨二病は、自分が特別な存在だと思い込む、周りと違ったものを支持し他者を見下す、格好つけた態度やファッションに陶酔《とうすい》するといった人に対して用いられます。つまり**現実をしっかり見ないで自分の妄想に酔いしれる人**を指すわけです。思春期の人間だけでなく、大人でもこのような言動をする人が「厨二病」と呼ばれます。ただ、心の病や障がいなどではなく、単に思い込みからこうした行動を取るケースが多く、たいていは人生の一時期に見られる現象として終わるようです。

一方、サイコパスも自分本位で他者を見下すという点は同じですが、こちらは**他者に対する共感力を持てないという、はっきりとした障がい症状です**。そのため一時的な現象ではなく、基本的に一生涯その状態が続きます。厨二病とサイコパスはこのように明確な違いがあります。

ただ、厨二病とされる人の中にサイコパスが含まれている可能性は十分にあります。そういう意味では、厨二病は「軽度なサイコパス」のサインのひとつかもしれません。自分本位で他者のことを考えない人がいたら、一時的なものかどうか、よく見極める必要があるでしょう。

「厨二病」の特徴

背伸びをした言動

覚えたばかりの知識や趣味などをひけらかし、「自分はこんなにイケている」とアピールする。

空想世界と現実を混同

創作物の世界観を現実に持ち込み、その作品内のキャラクターを演じて痛々しい言動をする。

非現実的な夢

現実にはあり得ないようなことも自分ではできると信じ、臆面もなく他の人に発表する。

格好つけたセリフ

創作物に登場するような格好つけたセリフが好き。他の人が見たら痛いセリフを平然と言う。

マニアックさに陶酔

あまり知られていない作品や音楽のことを自慢げに語り、そのマニアックさに酔いしれる。

反社会性に憧れる

反社会的な行動や不良ぶるのが格好いいと思っている。世の中に対して斜に構えるのが好き。

主流派を批判

有名メーカーなどのいわゆる主流派を批判することで、自分は“通”であると思っている。

「厨二病」とサイコパス

厨二病

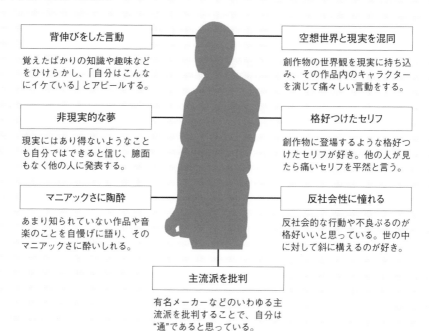

- 自分は特別な存在
- 自分に陶酔した言動
- 内容が伴わない

サイコパス

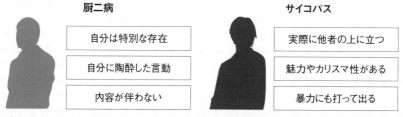

- 実際に他者の上に立つ
- 魅力やカリスマ性がある
- 暴力にも打って出る

自己中心的なところはどちらも同じだが、厨二病が単に自分に酔いしれているだけなのに対し、サイコパスは実際に他者を支配する行動に出る。また厨二病は思春期の一時的な現象のことが多いが、サイコパスは一生続くもので大きく異なる。

サイコパスが多いといわれる職業

サイコパスの特性を活かせる職業トップ10

イギリスでの調査によると……

いまや人口の2％といわれるサイコパスですが、それはまんべんなくどこにでもいるというわけではなく、特定の環境に偏って多く存在するとされています。心理学者ケヴィン・ダットンはイギリスの労働者を対象にウェブサイト上でサイコパシー自己評価尺度を調査し、どのような職業にサイコパスが多いのかを調べました。その結果、次ページの表のような順位になったそうです。

自由で挑戦的な職業が得意

全体的に、チームワークより**個人の資質が問われる挑戦的な職業が多い**のが見て取れます。サイコパスの自己中心的な面が、むしろ競争に勝つための原動力になるのだろうと推測できます。

1位の最高経営責任者はまさにその典型でしょう。社員たちを引き付けるカリスマ性や、**プレッシャーに負けない大胆な判断力も併せ持つ**サイコパスは、大きな成功の可能性を秘めています。

2位の弁護士は、サイコパスの口達者な面が活きる職業。相手からの追及に感情を揺さぶられることなく、自分の主張を押し通せるのでしょう。

3位のメディア関係者は、自分の魅力をアピールするのが得意なサイコパスにとって天職ともいえます。ファンを虜にし、**人前でも臆することなく演技やトークができる**点も武器です。

口達者な面が活きるという点では、4位のセールスマン、6位のジャーナリスト、8位の聖職者も同様です。いずれも話の上手さで相手を納得させるという点が共通で、セールスマンは相手に物を買わせ、ジャーナリストは相手から話を聞き出し、聖職者は自分の信者にさせるのです。

５位の外科医は、恐怖を感じないサイコパスの特性が活きる職業。人の命を預かるというプレッシャーに負けず、作業のように淡々と手術ができるという点がサイコパス向きなのかもしれません。

安定を求めるタイプも

一方、サイコパスの多い職業に警察官や公務員も含まれています。どちらかというと組織的な活動のイメージが強い職業ですが、安定した社会的地位に惹かれるサイコパスも多いのでしょう。警察官には、〝権威〟もポイントかもしれません。一般人を取り締まる立場には、ある種の優位性があります。また、**危険な状況に遭っても平静でいられる**という点でもサイコパスに適しています。

９位のシェフも少し意外なところですが、かつては王の命を握る立場であった宮廷シェフなどの系譜を見れば納得の順位といえるでしょう。

サイコパスに向いている職業TOP10

順位	職業	内容
1位	最高経営責任者（CEO）	プレゼンテーション能力の高さと大胆な決断力、社員たちを引き付けるカリスマ性など、サイコパスの特性をとくに活かせる役職だ
2位	弁護士	自信満々に自分の主張を通して相手を説き伏せられるのが強み。相手からの追及に感情を揺さぶられず、冷静な答弁ができるという点も大きいだろう
3位	メディア関係者（テレビやラジオ）	アイドルやタレントなどの芸能人たちも含む。自分を魅力的にアピールでき、テレビカメラの前でも平常心で演技やトークができる強みがある
4位	セールスマン	話が上手く、自社の商品やサービスを巧みにアピールできる。「相手にとって迷惑かも」と迷うことなく、ときに強引な営業で結果を残すことも
5位	外科医	人の命を預かる外科医はとてもプレッシャーのかかる立場。サイコパスなら緊張感に押しつぶされることなく、淡々と手術が可能だろう
6位	ジャーナリスト	相手に取り入って話を聞き出し、記事を作るジャーナリスト。サイコパスは口達者で相手に信頼されやすいため、大胆な質問もできる
7位	警察官	権威を求めるサイコパスは、警察官に向いているかもしれない。危険な状況に遭っても恐怖を感じることなく任務を遂行できるのは大きな強みだ
8位	聖職者（宗教家）	宗教家は人々から崇められるカリスマ性が重要。巧みな話で信者を増やし、その人たちをコントロール下に置くという点でサイコパスに向いた職業といえる
9位	シェフ	自慢の料理で客を唸らせる……ある意味、相手を支配するという立場がサイコパス向きなのか。意外にもサイコパスが多いようだ
10位	公務員	公務員といっても幅は広いが、隠れみのとして安定した社会的地位を手に入れたい……というサイコパスも数多くいるのだと思われる

※上記のデータはケヴィン・ダットンがイギリスの労働者を対象に調査したもの。

サイコパスには不向きな職業

サイコパスの特性とは対極にある仕事

サイコパスの割合が低い職業

前ページで載せたランキングとは逆に、こちらではサイコパスのとくに少なかった職業を紹介します。同じく、心理学者ケヴィン・ダットンがイギリスの労働者を対象に調査したもので、次ページにそのトップ10をまとめました。

人の支えになる職業は不得意

一目でわかるのは、いずれも人の支えになる職業だということ。サイコパスは他者への共感力がなく、自分本位に動くため、**黒子となって相手を支えるような職業に向かない**のは当然といえます。

もっともサイコパスが少ないのが介護助手。人を支える仕事なのはもとより、助手ということでサポート役に徹するポジションです。サイコパスにはとくに不向きな職業といえるでしょう。

2位の看護師もほぼ同様です。患者に共感し、患者が回復してくれることに自分も喜びを感じなければ、仕事はできません。

3位のセラピストも、相手を癒《いや》すという点で似ています。相手を癒して喜んでもらえることが、仕事のやりがいにつながります。相手に対する共感力が不可欠な職業といっていいでしょう。

4位の職人は、丁寧さや几帳面さが重要になる職業です。なかには人付き合いが悪くぶっきらぼうな人もいると思いますが、**ひとつの仕事を忍耐強く続ける**という点でサイコパスには難しいでしょう。同様のことは、8位のクリエイティブ・アーティストや10位の会計士にもいえます。

５位の美容師とスタイリストは、派手で自己表現に長けたイメージがありますが、主役はあくまでもお客さん。人の支えとなる職業です。

人のために働く６位の慈善活動家はいうまでもないでしょう。７位の教師も、人の上に立つ職業のように見えて実際は生徒たちの支えとなる立場です。９位の医師は、「サイコパスの多い職業」のほうに外科医が含まれていますから、それ以外の診療科の医師ということになります。

サイコパスはまったくいないのか？

ただし、注意しておくべきことがひとつあります。それは「これらの職業にサイコパスがまったくいないのかといったら、そうではない」ということです。どんな職業であったとしてもサイコパスがいる可能性は否定できません。ここで挙げている順位は、あくまでも「傾向として少ない」というデータ上での話です。サイコパスがいない職業だと断定するのは危険だ、ということを頭にしっかりと入れておいたほうがよいでしょう。

サイコパスに向いていない職業TOP10

順位	職業	内容
1位	介護助手	他者の支えとなって相手を思いやる仕事の代表格。しかも助手という立場から、サポート役に徹する忍耐強さが必須だろう
2位	看護師	1位の介護助手と同じく、心身ともに他者（患者）の支えとなる職業。サイコパスの好む仕事とは対極にあるといえる
3位	セラピスト	運動療法や心理療法などで患者に癒しを与える。相手の患部を感じ取るには、他者に対する共感力が欠かせない
4位	職人	職人の仕事には几帳面さや長期間続ける忍耐力が重要になる。サイコパスは集中力に欠け、丁寧な仕事をすることが苦手なため向かないだろう
5位	美容師／スタイリスト	派手で自己表現に長けた職業のイメージがあるが、客に最高のスタイリングを施すには相手への共感力が不可欠だ
6位	慈善活動家	人々の幸せのために利他的活動や奉仕的活動をする人たち。他者のために役立つという目的はサイコパスには向かない
7位	教師	人の上に立つ職業に見えるが、実際には生徒たちの支えとなるポジション。生徒たちへの共感なくしては務まらない
8位	クリエイティブ・アーティスト	芸術家肌で自己主張の強い人というイメージがあるが、意外にもサイコパスが好む職業ではないようだ。集中力と丁寧さが大事になるのがその理由だろう
9位	医師	サイコパスの多い外科医を除く、他の診療科の医師。冷徹に手術をこなす腕より患者への共感力が重要になると思われる
10位	会計士	膨大な数字を扱う会計士には、正確で几帳面な仕事が求められる。地味な作業が苦手なサイコパスには不向き

※上記のデータはケヴィン・ダットンがイギリスの労働者を対象に調査したもの。

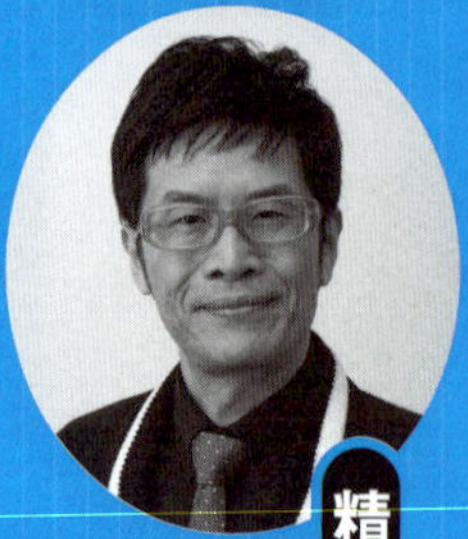

精神科医・名越先生に訊く 2

サイコパスの特徴

サイコパスはなぜ人をコントロールするのか？

サイコパスの趣味は、人をコントロールすることに集約されると思います。人をコントロールして面白がるというのは、人との情緒的な同調性が維持できない、関係が深まっていかないから、いつも退屈であることがひとつの理由だと思います。この「退屈」というのは重要なキーワードで、ほとんどの人間は、退屈になると本当に精神的にきつくなるんです。

退屈がなぜ苦痛なのかというと、もちろん身体的な欲求もあるんですが、「社会から取り残される」「自分がひとりぼっちになってしまった」といったような、悪い妄想がどんどん広がってくるからなんです。

そして普通ならそのときの妄想をずっと維持していて、「次に人に会ったら優しい言葉を言おう」「みんなに感謝しよう」「もう少し思いやりを持とう」となる。でも、サイコパスはそうじゃない。ちょっとでも退屈になってくるとイライラしてたまらない衝動にかられてしまうんです。

サイコパスが人をコントロールする方法ですが、それは「人間を冷たく観察すること」で学ぶんだと思います。普通、同調性がある場合は会話をしていてもうなずいたり、相づちを打ったりします。しかし、サイコパスは同調性がないため、蚊帳《かや》の外から冷静に観察できるんです。たとえば、ビーカーの中で一緒に攪拌《かくはん》されていたら周りの状況はわかりませんよね。サイコパスはそのビーカーの外から攪拌状況を見ているような感じなんです。

つまり、サイコパスにとって人間は観察対象であり、ある意味、自分とは異なった種類の生物と見ているのでしょう。人間が昆虫や動物を観察しているのと同じように「サイコパスは人間を見ている」というのは言いすぎかもしれませんが、冷静な視点、または別の種としての興味を持って人間を見ているのではないでしょうか。

そのため、サイコパスは「こういう言葉を吐いたらどう反応するんだろう」という興味で、平然と暴言を吐いてきます。普通の人間であれば、そんな言葉を吐いて相手を動揺させれば、罪悪感にさいなまれますが、サイコパスにはそのような感情は一切ありません。もちろん、普通の人間も必要があればはっきりと言葉に出しますが、自分が後悔するのも嫌だし、関係性を悪くしたくないと思い、自重してしまうでしょう。誰にでもそういう集団意識、仲間意識があるのですが、サイコパスはそういう意識が希薄なので、暴言にも躊躇がないのです。また、サイコパスにとって人間は対等な存在だと思っている反面、自分を楽しませる相手だとも思っています。相手をあたふたさせて楽しんだり、それだけではなく、相手を喜ばせて楽しんだりもします。そう考えると、社会的には尊敬されている慈善家の中にもサイコパスがいる可能性もあります。

サイコパスのもうひとつの特徴に、飽きが早いことが上げられます。どんなに執着していたことでも、もっと面白いことが見つかったら、それまでのことはまったく顧みなくなります。僕らから見れば「切り捨てている」という風に見えますが、サイコパスにとってはそうではありません。

彼らにしてみれば対象が移った時点で、きれいさっぱり関心がなくなっているのです。普通は忘れるといってもいろいろな感情は残るものです。しかしサイコパスは1が0になるという極端なもので、これは最初から心の中に閉めていた割合がその程度だったことを示しています。

なお、サイコパスの心を占めているのは、すべて自分のことなので、どこかにある種の虚無感を抱えています。その代償として、普遍的なもの、神の恩寵《おんちょう》、宇宙の神秘などといった方向に自分の想像力をいつもかきたてられている場合があり、大宗教家になる可能性もあります。というのも、彼らにとっては、目の前にいる人間とのコミュニケーションよりも、全知全能のような存在と接触していると思い込むほうが人の関心を得られるからです。

サイコパスは治療できるのか？

カウンセリングでサイコパスに出会うのは、ほぼ偶然といってよいのではないでしょうか。たとえば、事件を起こした、家族が受診した、入院したというきっかけで出会うことがほとんどです。経験上、「もしかするとサイコパス要素があるのかな」という人が自覚的に受診を希望し、診療を継続することは極めてまれです。

このようなきっかけで出会ったサイコパスは、ほぼ「診療を拒絶」「紹介者の顔を立てて数回は受診するが離脱する」「共感している演技をして通い続ける」のいずれかの行動を取ります。ただし、ずっと受診していても、「先生と話していたら気持ちが楽になる」みたいな感じで、内容は空虚で深まりません。さらには、セラピストのほうがいい気分にさせてもらってるということが起こって、サイコパスに手の平の上で踊らされていることもあり得ます。本当に恐ろしいのは、踊らされた状態のまま、窮地に立たそうとしてくること。セラピストを会話で適当にいじってもすぐ飽きるでしょうから、むしろそっちのほうが多いかもしれません。

サイコパスが、治療に興味を持つということはあまり考えにくいでしょう。なぜなら、「世界は自分のためにあるワンダーランド」であり、他人は「自分のための遊び道具」ですから、そっちに興味が移っていくことがほとんどです。もちろん、その奥にある彼らの「空虚」と対決したいという大きな勇気が起きてくれば話は別ですが。

治療法でよく挙げられている「サイコセラピー」と「カウンセリング」は混同されてしまいがちですが、両者は明確に違います。サイコセラピーというのは、自分の心のあり方や自分の人生の価値観、根本的な人との間の距離の取り方、そういう大きな舵を切る部分で修正していく療法です。

対して、カウンセリングはどちらかといえば部分的な話、たとえば、「朝どうしても起きられない」「苦手な上司とどうコミュニケーションを取ればいいか」「職場との対人関係」など、各論について話し合って解決策を探します。その中で、自分に対する洞察が起こりそうなときには、一時的にサイコセラピーに変えて、またカウンセリングに戻るということもあります。

このふたつは完全に別なものであり、「自分についてもっと深く理解したいのでサイコセラピーを受けたい」というサイコパスには、経験上会ったことはありません。

|ア|ナ|タ|の|サ|イ|コ|パ|ス|傾|向|を|判|定|

サイコパス・セルフチェック ②

Q5 夫の葬儀中、弔問に訪れた男性に心を惹かれてしまった未亡人。その夜、彼女は息子を殺害しました。その理由は？

Q6 男は長年恨《うら》んでいた相手を殺害し、さらにその家族とペットも皆殺しにしました。なぜでしょうか？

Q7 嵐の夜、バス停で友人、美少女、苦しそうな老人の3人がバスを待っています。あなたの車は二人乗りのためひとりしか乗せられませんが、誰を乗せますか？

Q8 彼の暴力に耐えられず別れた女性。しかし親友が彼と付き合い始めたと知り、彼女は親友を呼び出し殺害してしまいました。その理由は？

サイコパス・セルフチェックの続きは P.100 へ、
判定結果は P.127 へ

第3章

サイコパスをより深く知る

サイコパスの起源を探る

歴史から見たサイコパスという存在

サイコパスの研究は始まったばかり

いわゆるサイコパスと呼ばれる人々は、いつ頃、何がきっかけとなって出現したのか。この謎について、多くの科学者や医療関係者によって研究、検証が続けられていますが、**いまだ決定的な答えにはたどり着いていません**。医学的な概念として「サイコパス」の存在が認められるようになってまだ日が浅いうえに、被験者の倫理的な問題も含むため慎重に研究が進められており、医学的な解明にはまだ時間がかかるといわれています。

一方で人類の歴史に目を向けると、おそらくサイコパスが疑われる人物と、それにまつわるさまざまなエピソードが数多く見受けられます。古代ローマ時代（紀元前2000～1000年頃）にそれらしき人物について記録が残っています。**「ファラリスの雄牛《おうし》」**と名付けられた処刑装置の開発者ペリロスです。この装置は熱伝導性の高い真《しん》鍮製《ちゅうせい》の雄牛像に人間を閉じ込め、火にかけて炙《あぶ》り殺すというもので、これだけでも十分残酷ですが、さらにペリロスは牛の頭部に細工を施し、中の人間の叫び声が外には牛の鳴き声のように変調される仕掛けまで取り付けていました。処刑を楽しむかのように残虐なアイデアを平然と取り入れる思考は、いかにもサイコパスらしいといえそうです。

このように紀元前の遥か昔から、サイコパスと見られる人々は存在し、少数ながらも今日まで生き残ってきました。これはある意味、サイコパス的傾向を持つ人々の**「種としての強さ」**の証明といえるかもしれません。

臨床試験における倫理要件

人間を対象として行われる臨床試験は、科学的な正当性や価値に関係なく、以下の要件をすべて満たしていなければならないとされている。

社会的・科学的価値
科学的妥当性
適正な被験者選択
適切なリスクとベネフィットのバランス
第三者審査
インフォームドコンセント
候補者を含む被験者の尊重
研究を実施する地域社会との連携

※米国National Institute of HealthのEzekiel Emanuel氏らが提唱する8要件

ファラリスの雄牛

古代ギリシアで開発された処刑装置。シチリアの僭主《せんしゅ》ファラリスが目新しい処刑法を求めたことから真鍮鋳物師のペリロスが考案した。その後およそ2世紀にわたって使用され、287人が犠牲となった。ちなみに開発者のペリロスが最初の犠牲者とされ、のちに僭主の座を追われたファラリスもこの装置によって処刑されている。

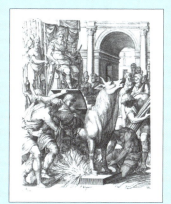

種としての強さ

人類がさまざまな形質の変異（進化）を繰り返していく中で、淘汰されることなくマイノリティとして生き残ってきたサイコパスは、ある意味生存戦略に長けた優生種といえるかもしれない。

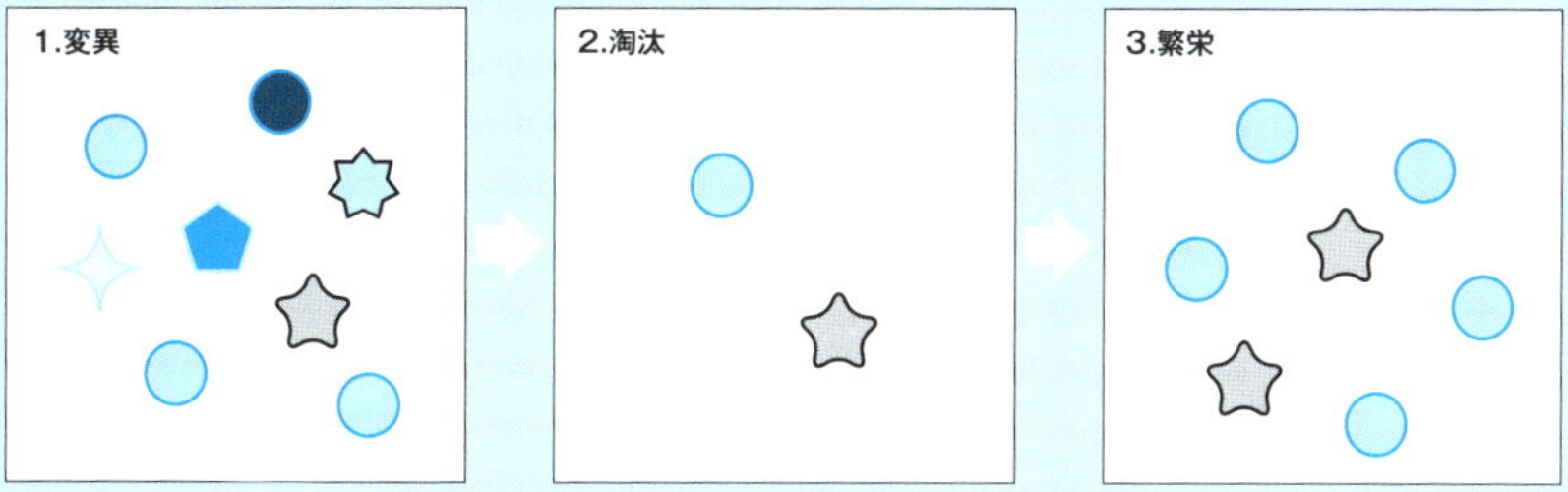

さまざまな変異ののち、淘汰され、より強い種だけが生き残っていく

イマドキの若者にサイコパスはいない!?

サイコパスのいない世代は存在しない

サイコパスの特徴を当てはめてみる

一般にサイコパスといわれる人々に多く見られる傾向として、「人付き合いや話術が巧みで魅力的」とか「不安やプレッシャーにさらされる場面でも動じない」、「自己顕示欲が強く、恒常的にウソをつく」などが挙げられますが、これらの傾向を現代の日本人、とくにイマドキの若者に当てはめてみるとどうでしょう? **意外なほど対照的な関係にある**ことが見えてきます。

今時の「ずうずうしい病」とは?

最近の若い世代に対しては**「ずうずうしい病」や「さとり世代」など**のキーワードで表現されることが多いようです。前者の特徴としては、「ありのままの自分を受け入れてほしい」、「幸福欲求は強いが努力は苦手」などの傾向が挙げられ、後者は「行動力に欠け、無気力・無関心」とされています。若年期なら誰もが思い当たることのようですが、最近の若者はとくにこうした特徴が顕著に見られるそうです。**社会にうまく溶け込み自分に有利な人間関係を築き上げていくサイコパスとは、まったく正反対の生き方**といっても過言ではないでしょう。しかし、このことを踏まえてもイマドキの若者にサイコパスはいない、という結論にはなりません。これはあくまで「傾向」であって、若者共通の資質を表したものではないからです。**サイコパスは世代を問わず、常に一定数が存在する**。このことを忘れずに、改めて自分の周囲を見渡してみるべきかもしれません。

ずうずうしい病とは

・**ありのままの自分を受け入れてほしい**
自分から変わろうとせず、受け入れてくれる相手を求めてしまう受け身な体質。恋愛に関しても同様のため、消極的で進展がない
・**自身の価値や存在意義を認めてほしい**
「自分はこれでいい」という自己肯定の思いが異常に強い一方、自分に自信がないため、大きな責任やリスクを追うことを極端に恐れる
・**幸福欲求は強いが努力は苦手**
必死に努力しなくても誰かがなんとかしてくれると思っている。「いつか私にも白馬の王子様が……」と本気で思っている人も少なくない

さとり世代とは

長年続く不況下で「ゆとり教育」を受けて育った世代。景気のよい時代を知らないせいか、高級車やブランド品といった嗜好品への憧れはなく、海外旅行も興味薄と浪費や高望みとは無縁。当然、それらを得るためにガムシャラに働こう、という意欲もなく、必要以上の苦労をせず、要領よくそれなりの暮らしぶりを望む若者が多い。

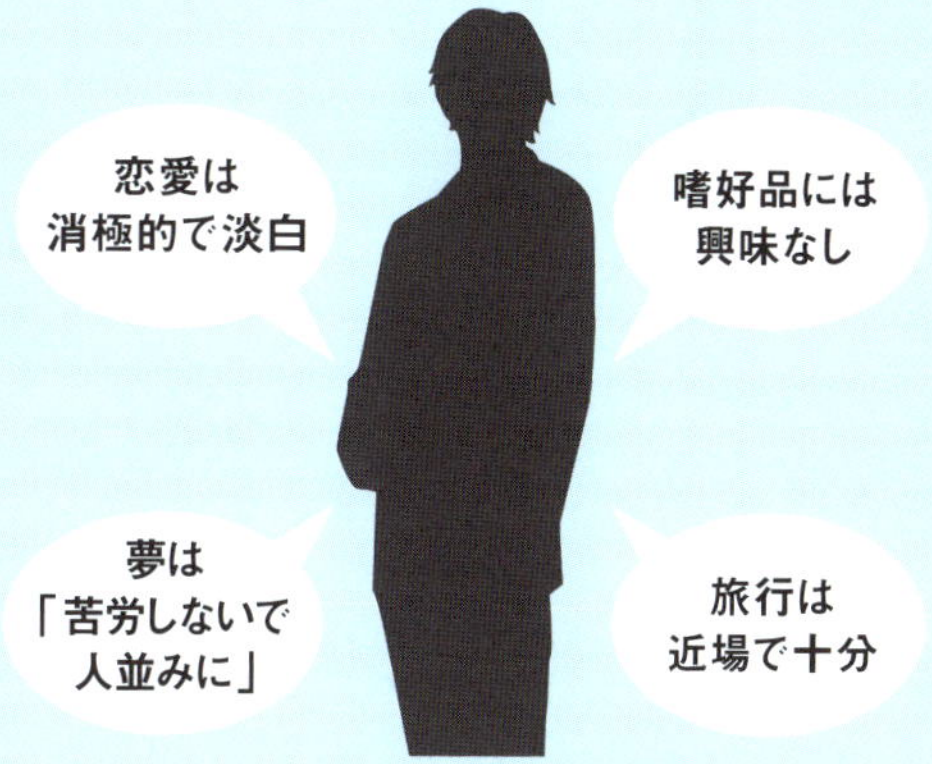
恋愛は
消極的で淡白
嗜好品には
興味なし
夢は
「苦労しないで
人並みに」
旅行は
近場で十分

つねに一定数が存在する

世代間で考え方や価値観の違いはあっても、「人類」という単位で見れば誤差のようなもの。サイコパスの発生率に大きな影響を与えることはない。100人程度のコミュニティであれば必ず1～2人はサイコパスが潜んでいると考えるべきだろう。

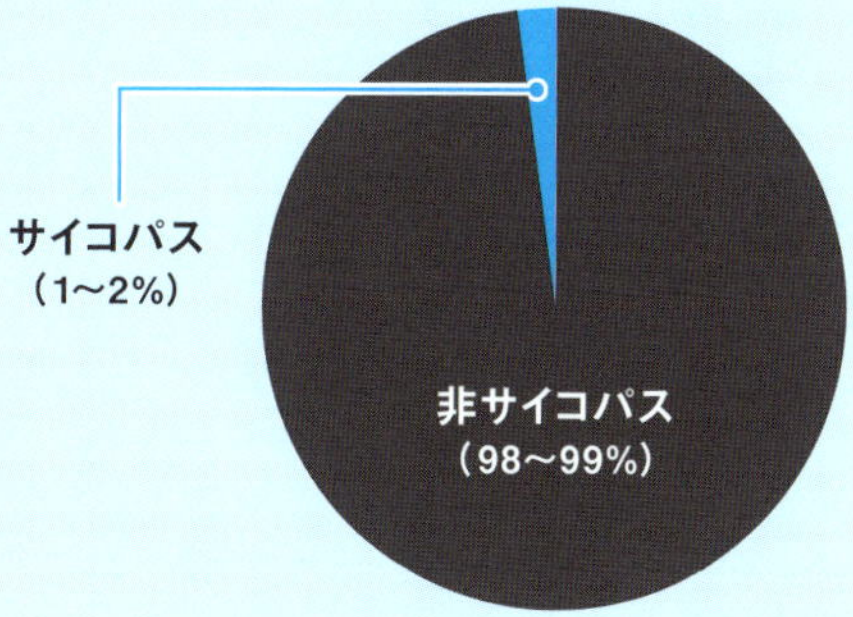
サイコパス
（1～2%）
非サイコパス
（98～99%）

ヒーロー像の裏に潜むサイコパス的傾向

あのヒーローもサイコパス!?

正義の味方がサイコパス？

子供たちが大好きなヒーロー作品や、大人も楽しんでいる時代劇作品、日本人は**胸をすくような勧善懲悪《かんぜんちょうあく》のストーリーが大好き**といわれます。何十年も続くシリーズ作品や名作のリメイクが多く作られる点からも、勧善懲悪モノの人気の高さは普遍にして不動、といっても差し支えないでしょう。

そんな人気コンテンツの中にもサイコパスの影を垣間見ることができます。それもありきたりな悪玉キャラクターにではなく、善玉であるヒーロー像の中に、です。

善玉なのにサイコパス？

本来、善玉である**ヒーローが「正義の執行」に固執するあまり、非情に映ってしまう。**いわゆるハードボイルドと呼ばれるジャンルに属する作品では、こうした描写もごく当たり前のことですが、意外にも子供向けのアニメや特撮ヒーロー作品などでも、一方的な「正義」を振りかざし、悪玉を懲《こ》らしめるシーンは少なくありません。また、目的達成（＝勝利）のためには手段を選ばない戦いぶりは、サイコパス的な思考や行動そのものといえるでしょう。

その一方で、ダークヒーローがテーマの作品も増えており、単なる勧善懲悪を超えた、新たなヒーロー像とそのスタンスにも注目が集まっています。

眉ひとつ動かさず、無慈悲に相手を打ち倒す姿は、一見クールでカッコよく見えますが、そこに潜む**サイコパス的な狂気や冷酷さ**も決して見逃してはなりません。

勧善懲悪モノが大好き

「善を勧め、悪を懲らしめる」という道徳的思想に基づいた物語の古典的なパターン。「善」対「悪」という単純な対立の構図で描かれることが多く、最後には悪玉が倒され、ハッピーエンドで完結するのが定番である。それぞれの世代に合わせた数多くの作品が作られており、長年にわたってシリーズが続いているものも多い。

■勧善懲悪モノの定番テレビ作品

スーパー戦隊シリーズ	1975年4月～現在も放送中(41作品)
仮面ライダーシリーズ	1971年4月～現在も放送中(28作品)
水戸黄門	1969年8月～2011年12月(全43部)
大岡越前	1970年3月～1999年3月(全15部)

アンチヒーロー、ダークヒーロー

勧善懲悪においては「悪」に分類される人や組織がさらなる悪に立ち向かい、これを懲らしめる「勧悪懲悪」というパターンも存在する。合法的な手段では裁けない巨悪を正義に代わって倒すというのが定番。古くは時代劇の『必殺シリーズ』、劇場版やテレビスペシャル版の『ルパン三世』などもこのカテゴリーに属する。

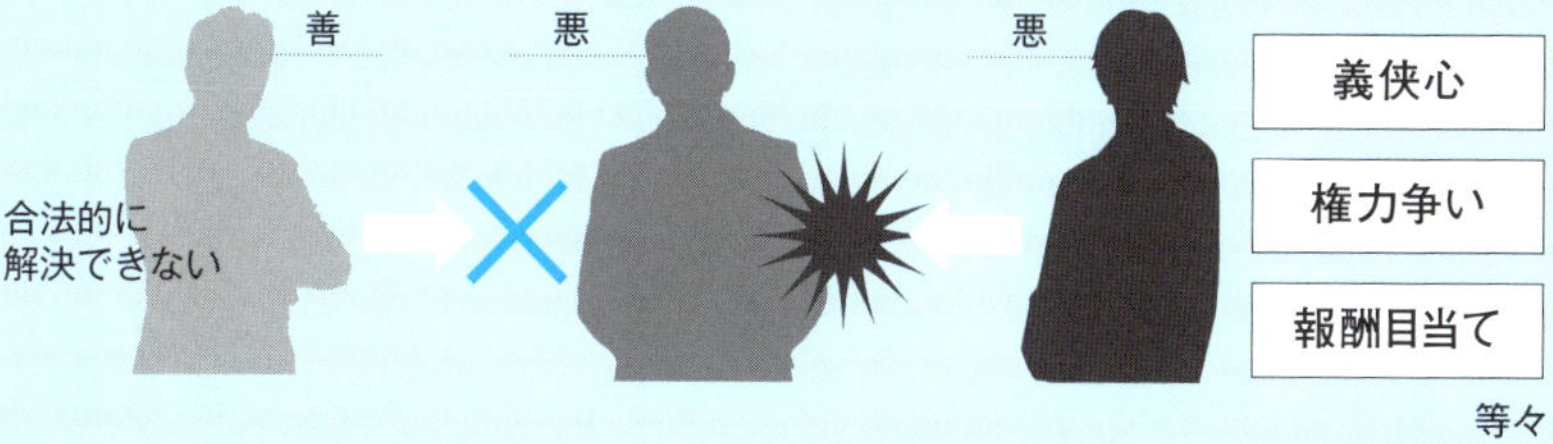

サイコパス的な狂気や冷酷さ

サイコパスは他者に共感する心を持ってないため、暴力や言葉によって他者を傷つけても「かわいそう」、「加減してあげよう」などと思うことはない。冷静にかっこよく振る舞っているのではなく、心も思考も機能してないだけなのだ。

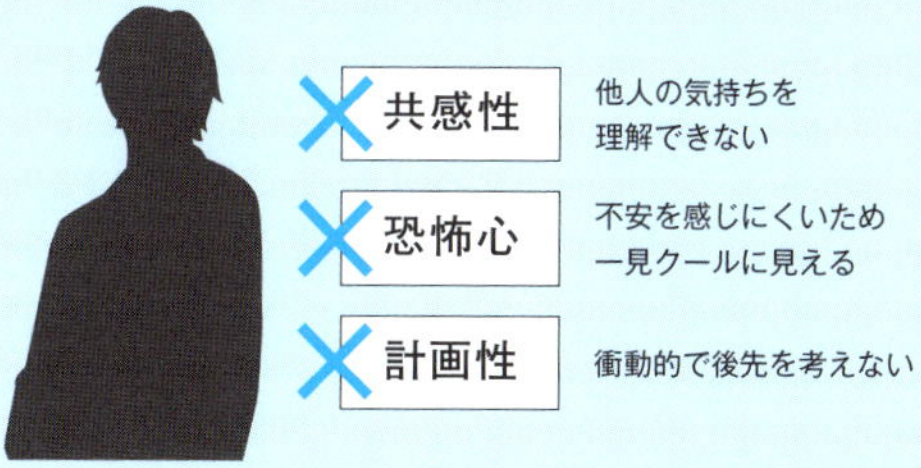

サイコパスが多い血液型は？

ABO式血液型分類で見るサイコパスとの関連

日本人が大好きな血液型占い

日本ではごく一般的な血液型による占いや性格診断。テレビや雑誌などでも定番のコンテンツとして、**ABO式血液型分類**に基づく今日の運勢や、それぞれの血液型に多いとされる性格の傾向、相性などを頻繁に紹介しています。これらの情報を頼りに日々の過ごし方や友人、上司との接し方、好きな人との相性をチェックしている人も多いのでは？　なかには将来の伴侶を決める判断材料にしている、という人までいるそうです。

「B型はサイコパスが多い」説!?

このように日本では、もはや当たり前の文化として広く浸透している血液型と性格との関連付けですが、そんな日本らしい珍説が最近ネット上で話題を集めました。それが**「B型はサイコパスが多い」**とする説です。その理由はいくつかあるようですが、よく目にするのは「マイペースで協調性がない」や「物の見方が主観的で客観視が苦手」といったもので、これらの特徴がサイコパスの性質と似ている、と書き込まれたことから騒ぎとなり、そのままネット上の噂として流布していったようです。しかし実際には根も葉もない話で、血液型の性格診断も含め、医学的に証明されているものは何ひとつ存在しないのです。

双子でも性格が異なるように、B型にもマイペースな人もいれば、周囲に気配りのできる人もいる。つまり、**血液型と性格の関連付けはレッテル貼りに過ぎない**のです。

ABO式血液型分類

A型、B型、O型、AB型に分類される血液型の分類法。国や地域によって割合は大きく異なり、日本人の場合はだいたいA型40％、B型20％、O型30％、AB型10％といわれる。両親から子供への遺伝パターンは右表のとおり。

両親の血液型による子供への遺伝パターン

親	A		B		O		AB	
A	A		A	B	A		A	B
	O		O	AB	O		O	AB
B	A	B		B		B	A	B
	O	AB	O		O		O	AB
O	A			B			A	B
	O		O		O		O	AB
AB	A	B	A	B	A	B	A	B
	O	AB	O	AB	O	AB	O	AB

B型はサイコパスが多い説

インターネット上の匿名掲示板などでの話題をきっかけに広まった噂。血液型による性格診断でB型に多く見られる傾向がサイコパスに似ているとされたが、こうして両者を比べてみると、かなり強引なこじつけであることがわかる。

B型によくある（とされる）傾向
何をするにもマイペース
興味のあることは全力で取り組む
興味がないことはスルー
見方が主観的
心変わりが早い
発言に前後の脈絡がないことも

サイコパスによくある傾向
自己愛と欺瞞に満ちた行動
計画性がなく、目先のことに集中
感情が浅く表面的
共感性がなく、人の話を聞かない
ウソが多く、主張がころころ変わる
言葉や行動が衝動的

医学的な裏付けなし

B型にサイコパスが多いなどという噂はまったくのデマ。そもそも血液型による性格診断自体も医学的に見ても客観的なデータとしても何ひとつ根拠のない話に過ぎないのだ。欧米諸国では自分の血液型を知らないという人も結構多く、血液型の性格診断や占いは日本で独自に発展した文化といってもいい。

サイコパスは「親」になれるのか

自分が一番のサイコパスにとって子供の存在とは？

サイコパスは親になり得るか

サイコパスの資質を持つ人物が子を授かった場合、親として育てていくことは果たして可能なのでしょうか？

親とは、つねに我が子のことを第一に考え、無償の愛を注ぎ続けるものです。**自己愛に満ち、他人に共感できず、持続性がないともいわれるサイコパス**にとっては、対極に位置する、もっとも苦手な事柄のように思えます。しかし、実際に育児放棄をするサイコパスは意外に少なく、人並みに子育てができるともいわれています。とくにサイコパスの母と娘という関係の場合、娘を自己の分身と見なして溺愛するケースもあるそうです。

多くのサイコパスは自分の子供も「他人」と見ています。自身の庇護下に置くのは自らを崇拝する「取り巻き」のひとりだからで、傍目には**「理想の親子」、「仲のいい家族」に見えるよう、計算高く振る舞っている**のかもしれません。

サイコパスの子供もサイコパス？

親がサイコパスの場合、その傾向は子供に遺伝するのか？　この問いに対するひとつの答えとして、イギリスで行われた反社会的傾向の遺伝率調査があります。結果、遺伝率は30％と低いものでしたが、このうちとくに**反社会性の強い子供だけを対象に再調査した**ところ、遺伝率はなんと80％を超えていました。この結果だけで安易に「遺伝する」と結論づけることはできませんが、その資質が受け継がれる可能性は高そうです。

「親の概念」は サイコパスとは対極の存在

親ならば誰もが我が子に「無償の愛」を注ぐものだが、サイコパスには誰であろうと無償で捧げる愛情などない。我が子であっても「他人」で、利用価値を見出だせるかどうかで接し方が決まる。

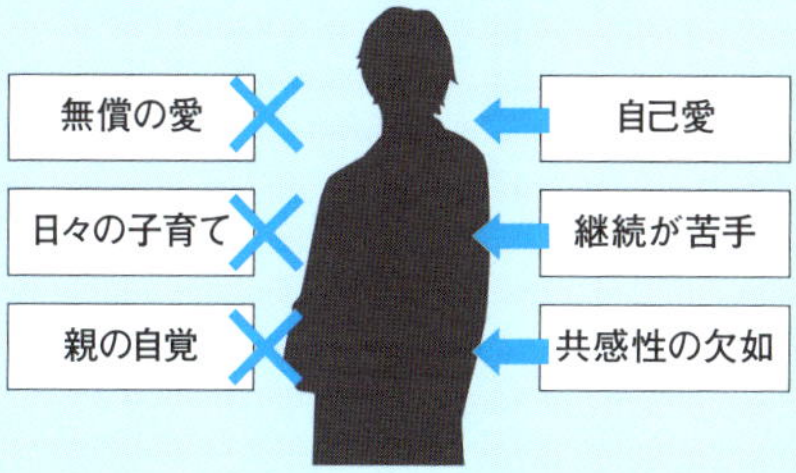

計算高く振る舞っている

周囲の人々に「良好な親子関係」をわかりやすくアピールすることで、自身の本性（＝サイコパス）を悟られないための隠れ蓑として利用している。

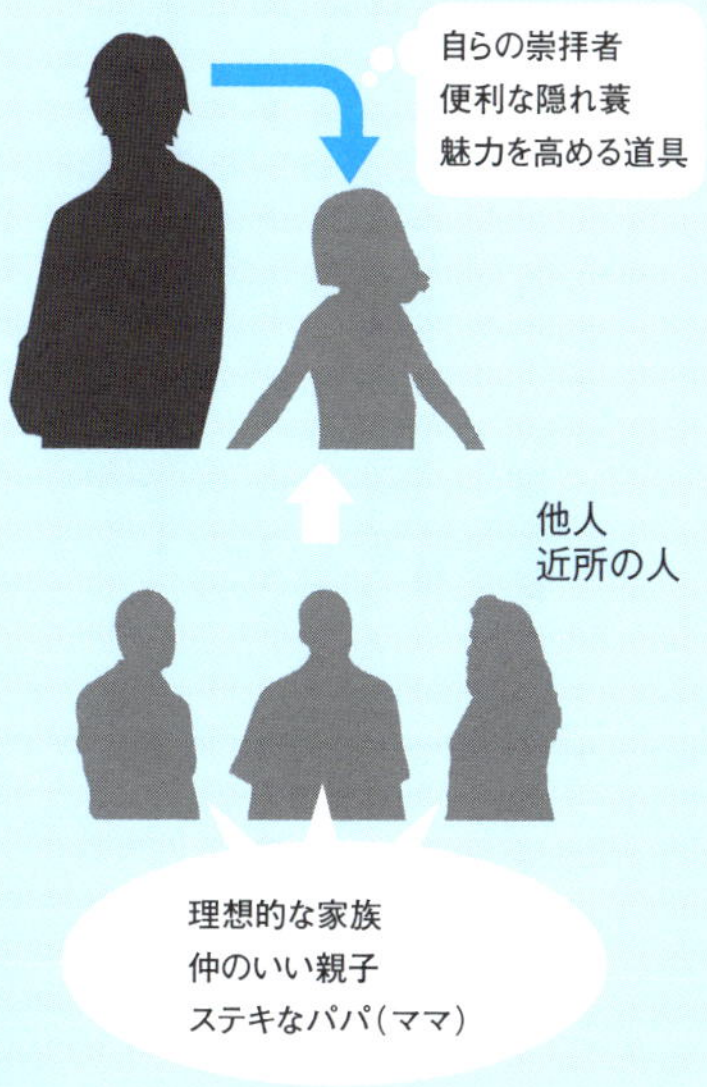

「反社会的傾向」の遺伝率は80%

暴力や常習的な虚言癖など反社会的な行動が目立つ子供の親は、やはり非常に高い確率でサイコパスだった。通常の親からサイコパスの子が生まれる可能性も決してゼロではないが、サイコパスの資質が親から子へ遺伝する確率のほうがはるかに高いといえる。

■両親がいずれもサイコパスではない

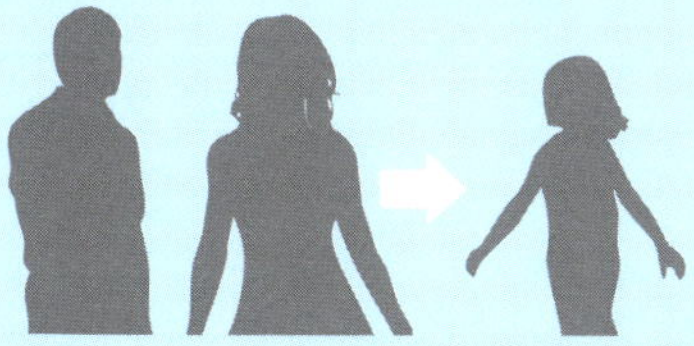

サイコパスの子供が生まれる確率は非常に低い

■両親のいずれか、または両方がサイコパスである

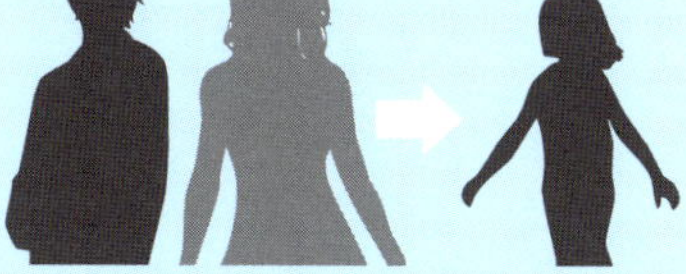

サイコパスの子供が生まれる確率は高いといえる

コーヒー好きにはサイコパスが多い!?

オーストラリアの教授が発表した意外な事実

苦いもの好きはサイコパスの傾向が!?

ある調査では日本人の多くは1日に1杯以上のコーヒーを飲むという報告があります。昨今の**サードウェーブと呼ばれる第3次コーヒーブーム**の到来もあって、国内のコーヒー消費量はここ数年うなぎ登りだそうです。そんな中、オーストラリアのインスブルック大学に所属する研究チームが興味深い論文を発表しました。それが**「ブラックコーヒーなどの苦いものを好んで食する人には、サイコパス傾向が見られる」**というものです。

この調査は、食べ物の味や香りを処理する脳の大脳辺縁系と呼ばれる部分が、人の感情や本能、無意識下での行動なども司っていることから、さまざまな味の好き嫌いや心理テストによって、性格の傾向や潜在的な攻撃性との関連について検証したもの。この他、苦いもの好きに見られた性格特性として**「ナルシシズム（＝自己愛傾向）」**、**「マキャヴェリズム（＝権謀術数主義）」**、**「サディズム（＝加虐性愛）」**なども挙げられています。その一方で、**苦い物が苦手な人は、共感力や同調性に優れる**という結果も出ているそうです。

この結果を見ると、「コーヒー好きな私はサイコパスなの？」と思ってしまうかも知れません。しかし、これはあくまでも統計から導き出されたものであり、かならずしも「コーヒー好き＝サイコパス」と決めつけられるものではありません。まだまだ研究段階のもので、今後さらに調査が進めば、味覚だけではなく、各国の食文化などとの関連性が解明される日がくるかも知れません。

第3次コーヒーブーム

かつては「おじさんの飲み物」といわれたコーヒーだが、1990年代後半のシアトル系コーヒー上陸で一気に火がつき、若者世代にも広く受け入れられるようになった。現在は第3次ブームといわれ、高品質な豆を専門に扱う“サードウェーブ系”と呼ばれるカフェが人気を集めている。

■コーヒーブームの変遷

第１次	1980年代、大量消費時代の波に乗って到来。安価なコーヒーが普及
第２次	1996年のスターバックスコーヒー上陸で一躍ブームに。深煎りのアレンジコーヒーが流行
第３次	コーヒーの国際的評価基準が確立。高品質な豆を扱うカフェが急増

苦いもの好きはサイコパス

脳の大脳辺縁系と呼ばれる部分が人間の感情や本能に加え、食べ物の味や香りを処理する機能も兼ねていることから、それぞれの関連性について検証が行われた。その結果のひとつとして、苦いもの好きにはサイコパス的傾向が見られたとしている。

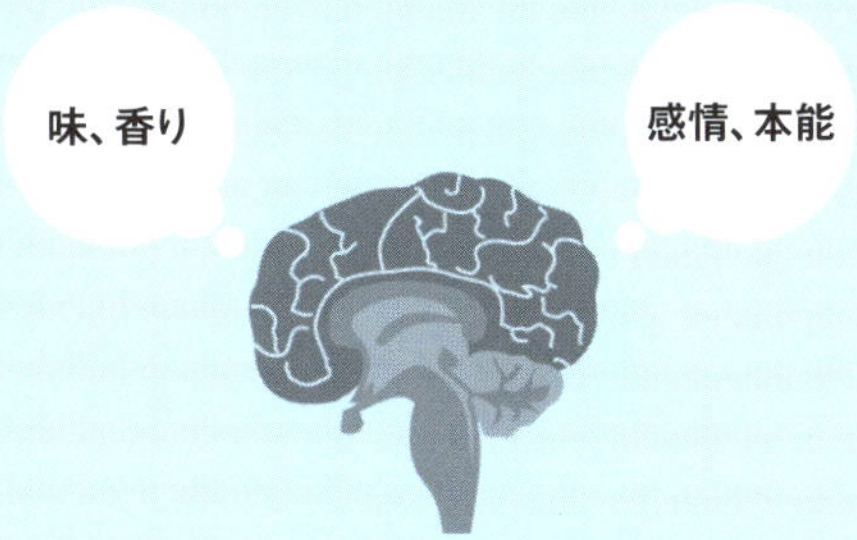

暗黒の4要素

苦味が好きという人に共通する他の性格傾向として、「ナルシシズム（＝自己愛傾向）」、「マキャヴェリズム（＝権謀術数主義）」、「サディズム（＝加虐性愛）」も見られた。これらにサイコパシーを加えた総称を「ダークテトラッド（＝暗黒の4要素）」と呼ぶ。

■ダークテトラッド（暗黒の4要素）

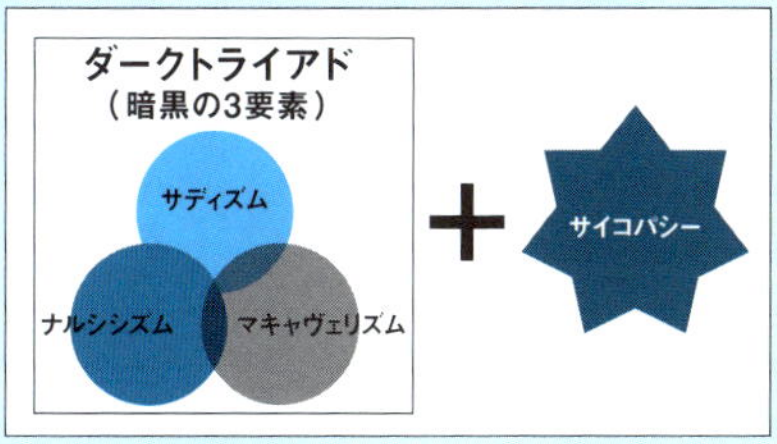

共感力、同調性に優れる

反対に、苦味の強い食べ物が苦手という人には「共感力」、「同調性」に優れているという傾向が見られたという。甘いもの好きは争いごとが嫌いで安定を好むという説もあり、あながち間違っていないのかもしれない。

■味覚の好みと性格の関係性

甘み	人当たりがよく甘えん坊。安定感を求める
酸味	冒険心が強い。自分のペースを大事にする
塩味	計画性が高く、リスク管理に優れる
辛味	気分屋。空気を読むのがうまい
苦味	行動力はあるが楽観的。独りよがり

サイコパスのウソを見抜け！

ウソをウソとも感じないサイコパスの実情

ウソを散りばめるサイコパスの会話

ひと昔前のことになりますが、時の総理大臣が自身のフェイスブック上である野党に対して**「息をするようにウソをつく」**と発言し、大きな議論を巻き起こしました。これは何の迷いもなく淡々と、しかも恒常的にウソをつく人のことを的確に表現した言葉です。そしてこの表現はサイコパスの持つ特性にもそっくりそのまま当てはまります。

サイコパスはその会話の端々に、つねに大小さまざまなウソを散りばめています。それこそお昼に食べたランチの感想から、自分の出身地や経歴の詐称まで、自分をよく見せるためならどんなウソでも、まさに「息をするように」さらっと口をついてしまうのです。あまりに自然なため、うっかりだまされてしまう人も多いことでしょう。

だまされないためには

人はウソをつくとき、話し方やしぐさにその兆候が現れるといいます。それは相手が狡猾《こうかつ》なサイコパスであっても変わりません。話している相手の様子を観察することで、ウソを見抜き、重大なトラブルを未然に防ぐことが可能なのです。

ウソを見抜くポイントはいくつかありますが、とくに顕著に現れる部位として「手」が挙げられます。ウソを隠そうと無意識に口元やあご、鼻といった顔のパーツに触れたり、隠したりするためです。また、視線をそらす、顔を正面に向けないといったしぐさも同様の意味を持つので、対応策のひとつとして覚えておきましょう。

息をするようにウソをつく

顔色ひとつ変えずに口を開けばウソが飛び出すような人を揶揄《やゆ》した表現。時の首相が発言して物議を醸したが、サイコパスの持つ一面を的確に表した言葉といえる。

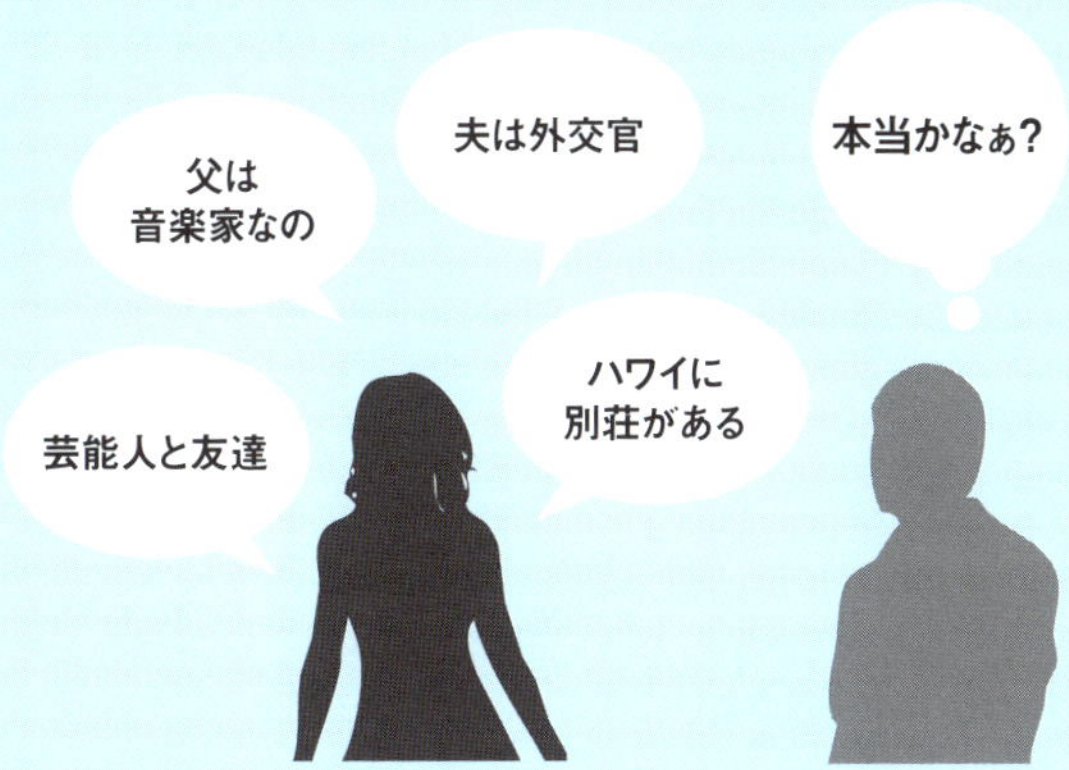
父は
音楽家なの
夫は外交官
本当かなぁ？
ハワイに
別荘がある
芸能人と友達

大小さまざまなウソ

サイコパスは普段の会話の端々にウソを散りばめて話す。それこそ「話を盛る」レベルの小さなウソは頻繁についているため、疑っていてもだまされてしまう人も多い。

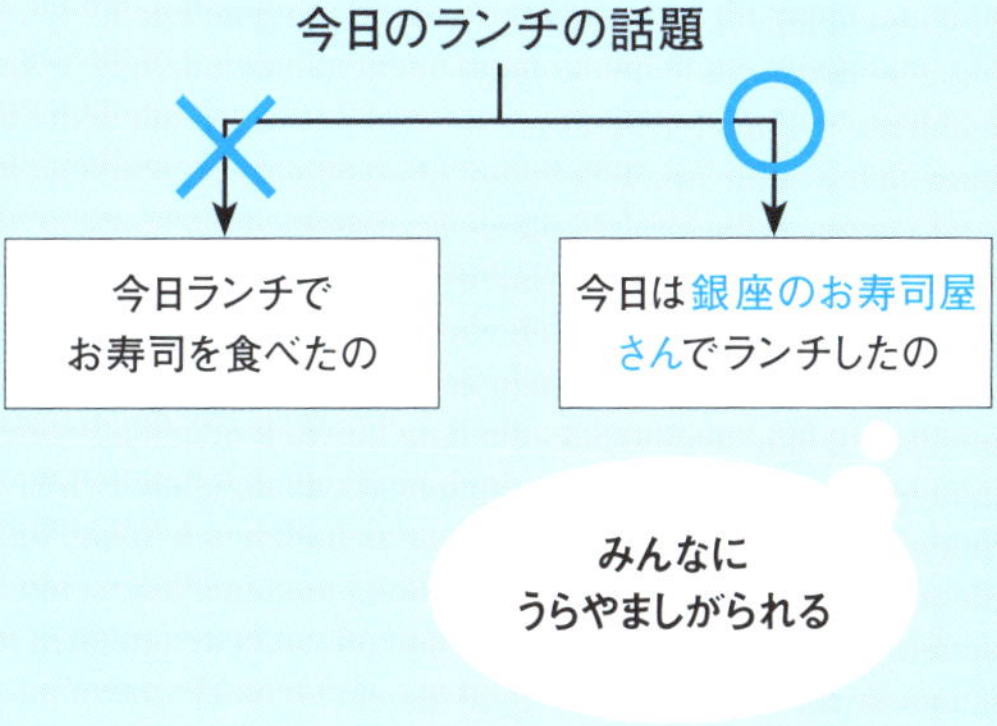

ウソをつくときに現れる兆候

人はウソをつくとき手を口元にやったり、髪や顔のパーツなどに触ったりすることが多い。ウソを見抜かれないよう無意識のうちに行う防御反応の一種といわれており、こうした反応はサイコパスにも同様に見られる。

■ウソをつく際に見られるしぐさ

- 手で口元を隠す
- 耳や髪の毛を頻繁に触る
- 頭をかく
- 目が泳ぐ
- 顔を相手の正面に向けない
- 視線を大きくそらす

サイコパスに弱点はあるのか

一見、無敵に見えるサイコパスだが……

孤独を極端に嫌うサイコパス

普通の人ならば躊躇してしまう危険で大胆な行動も平然とできてしまう。こうした**怖いもの知らずな一面もサイコパスが持つ性質**のひとつです。加えて、おしゃべりが達者で人を魅了する術《すべ》にも長けており、社会生活や対人関係においては、非常に有利なスキルを多く備えているともいえます。

その一方で、他者に対する共感性が欠如しており、ウソをついたことなどで非難されてもまったく動じず、懲《こ》りるということもありません。そんなある意味、無敵ともいえるサイコパスですが、彼らに一矢報《むく》いることができる弱点や短所は存在するのでしょうか？

サイコパスの道徳心について調べた実験では、他者へ危害を加えることや公正さに対する関心は低かったものの、**共同体への帰属、権威や神聖さの尊重には高い関心を示す**傾向が見られました。つまり、所属している組織やグループからの追放、仲間はずれにされることを嫌い、自分より強い権力を持つ相手や組織内の序列に逆らうことには少なからず抵抗を感じるというわけです。

これを日常に置き換えた場合、グループ内での序列や権威はすぐにどうにかできるものではないですが、帰属する共同体は変えることが可能です。身近に危険な**サイコパスの存在を感じたら、決して同じグループに加わらず、周囲の皆が積極的に関わりを断つ**ことで、サイコパスを孤立させ、その影響力を弱めましょう。誰も相手にしないことがサイコパスにとっては一番のお灸《きゅう》なのです。

不安や恐怖を感じない

サイコパスは不安や恐怖を感じる脳の機能が一般の人に比べて弱いため、そうした状況に遭遇しても普段と変わりなく行動することができる。この精神的なタフさは事故や災害現場、戦場などでも変わらず発揮されることから、「勇気がある」と曲解されることも少なくない。

■サイコパスが持つ優れた性質

・不安や恐怖、緊張に強い　→勇気がある
・人当たりがよく、話し上手　→社交的
・いつも人の輪の中心にいる　→統率力
・他人の意見に流されない　→信念がある

サイコパスの道徳心

他者への暴力や公正さへの関心は低いが、グループへの帰属意識、権力や神聖さといった象徴に対する関心は強いといわれている。組織内での上下関係を無視したり、ルール違反を犯したりすることには人並みに抵抗を感じるようだ。

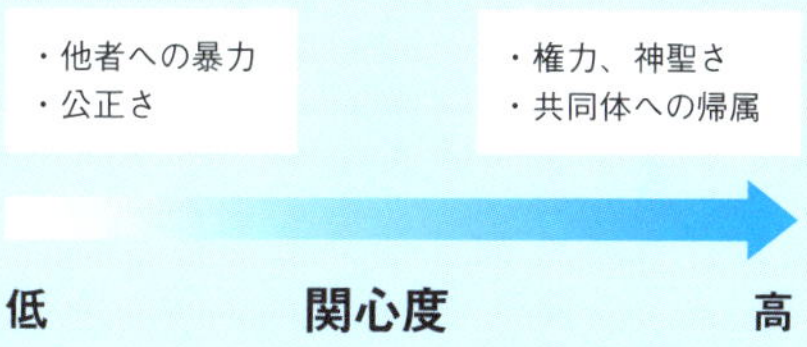
・他者への暴力
・公正さ
・権力、神聖さ
・共同体への帰属
低
関心度
高

弱点は、「相手にされないこと」

サイコパスが重んじる道徳心を逆手に取れば、共同体に寄生するサイコパスを孤立させ、その影響力を弱めることができる。何よりも大切なことはサイコパスの取り巻きには絶対に加わらず、皆が積極的に関わりを断つことだ。

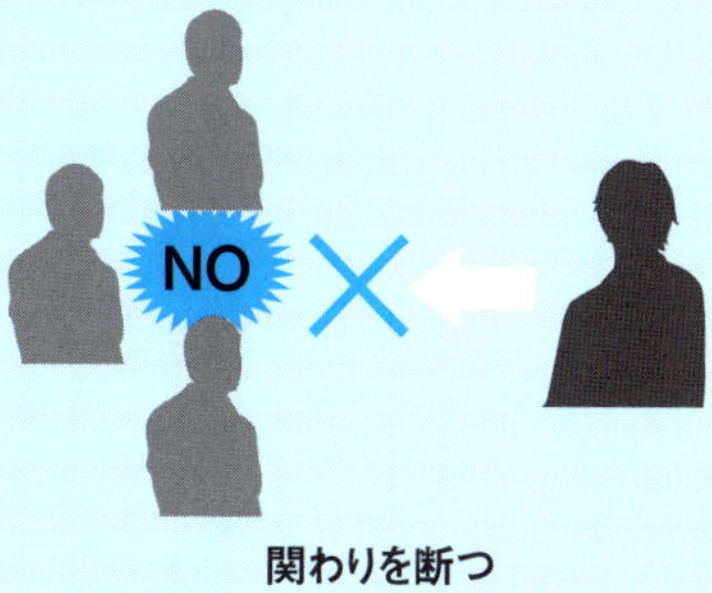
NO

関わりを断つ

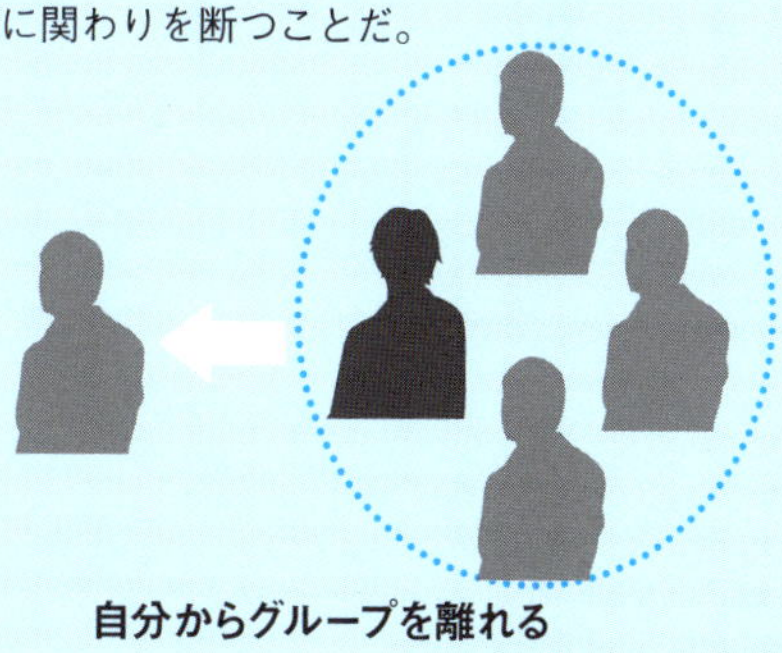

自分からグループを離れる

サイコパスは「男に多い」は本当か？

有名サイコパスキャラクターは男性優位

男性のイメージが強いサイコパス

皆さんが**サイコパスの人物像を連想するとき、思い浮かべるのはどんな人**でしょうか？　イメージで多くの人は「男性」と答えるはずです。

一説によると、サイコパスは女性よりも男性の方が発生率は高いといわれています。具体的には約3倍で、**男女100人ずつのグループ内に男性は3人、女性は1人のサイコパスが含まれている**という計算です。しかしこれは根拠が不確かであるため、現時点では「よくわからない」というのが実情のようです。

ではなぜ、「サイコパス＝男性」とまことしやかにいわれているのか。これはあくまで推論ですが、情報の刷り込みや印象操作が少なからず影響しているのではないかと考えられます。その理由が以下の3項目です。

①有名な猟奇殺人事件などの犯人や容疑者が男性であるケースが多い
②サイコホラーなどの映画、ゲームに登場する殺人鬼の多くが男性
③サイコパスに対する理解度が低く連続殺人犯や性的倒錯と混同している人が多い

その結果、**「サイコパス＝男性」という固定観念**が生じ、「女性にサイコパスは少ない」といったイメージを形成するに至ったのかもしれません。

実際の男女比はともかく、「女性だから大丈夫」という安直な思い込みは、サイコパスにとって格好の隠れみのになります。女性であっても疑わしいと感じたら決して気を許さないことです。

一般的なサイコパスのイメージ

わかりやすくサイコパスの特徴を描いているということもあり、有名な映画やアニメの登場人物を思い浮かべる人が多いようだ。なかでも『羊たちの沈黙』、『ハンニバル』シリーズのハンニバル・レクターを挙げる声が群を抜いて多く、もはやサイコパス界における象徴的存在といってもよさそうだ。

■サイコパスのイメージが強いキャラクターたち

ハンニバル・レクター（羊たちの沈黙）
ノーマン・ベイツ（サイコ）
ジグソウ（SAW）
夜神月（デスノート）
吉良吉影（ジョジョの奇妙な冒険
　　　　～ダイヤモンドは砕けない）

サイコパス発生率は女性＜男性

サイコパスの発生率を男女で比較すると男性のほうが約3倍も発生率が高いとする説がある。しかしその根拠は明確にされておらず、信憑性がいまひとつのようである。

男性のサイコパス発生率

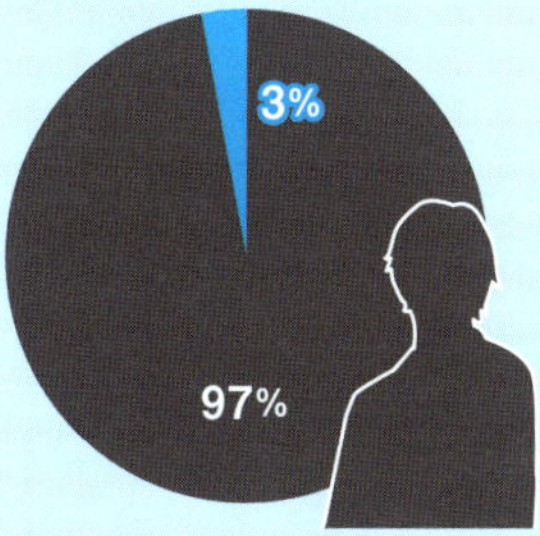

女性のサイコパス発生率

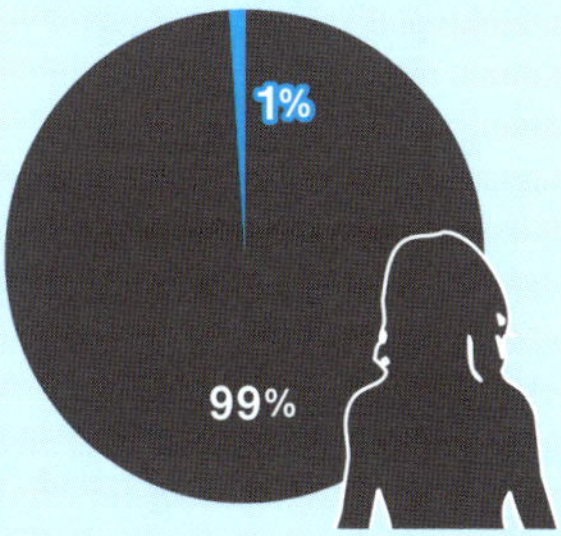

サイコパス＝男性は固定観念

映画やアニメに登場するサイコパスには男性キャラクラーが多いうえに、暴力的に描かれる場合も多く、男性的なイメージが強く植え付けられていったと推測できる。

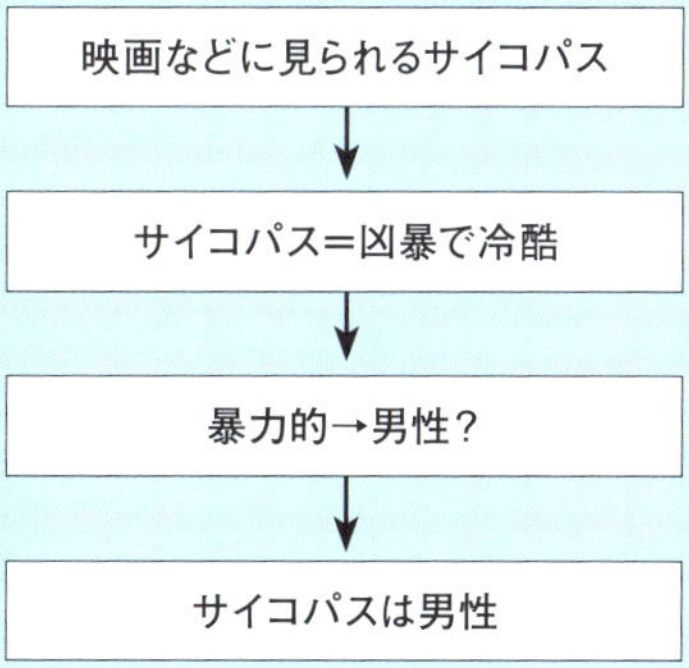

現代医学VSサイコパス

サイコパスは治療できるのか

幾多の病を克服してきた現代医学

今日の目覚ましい医療の発展により、私たち人類はさまざまな病気を乗り越え、治療法を確立してきました。**日本人の死因で多いとされるガン、心筋梗塞、脳卒中**も、将来、克服可能といわれています。そんな日進月歩の発展を続ける現代医学ならば、サイコパスのような危険で厄介な性質も治療が可能なのではないでしょうか？

先に結論から述べてしまうと、残念ながら現在の**最先端医学の力を持ってしてもサイコパスの治療は極めて難しい**といわれています。そもそもサイコパスは病名ではなく心理学用語で、サイコパス的な傾向を持つ人を表わす診断上の概念に過ぎません。解離性同一性障がい（＝多重人格）などに代表される心因性の精神疾患ではなく、先天的な脳の機能障がいとする説が今日ではもっとも有力といわれています。今ほど研究の進んでいなかった**戦前には、原因不明の精神病として、非人道的な脳外科手術が行われたこともあった**そうです。

治療ではなく抑制で対処

現在、医療現場ではサイコパスと診断された患者に対し、**精神の不安定さを和らげ、行動療法や薬物療法が多く行われています**。しかし、これらの心理療法もサイコパスである本人が治療に前向きでなければ、十分な成果は得られないのが現状です。今後、医療が発展していく中で、いつかサイコパスの治療法が確立されれば、私たちの認識も大きく変わっていくかもしれません。

日本人の三大成人病

長年、日本人の死因トップ3に君臨していたガン、心筋梗塞、脳卒中の三大成人病。かつては死因全体の60％以上を占めていたそうだが、近年医療の進歩により致死率は低下しており、脳卒中は死因第4位に後退している。着実に「治る病気」に近づいてきているようだ。

ロボトミー手術とは?

精神医学が今ほど発達していなかった時代に用いられた精神外科の治療法。脳の一部を切除、破壊するなどの外科的処置を行う極めて非人道的なもので、重大な副作用をもたらすことも多かった。現在は精神医学上の禁忌《きんき》とされ、手術も廃止されている。

サイコパス治療の現状

サイコパスに対しては、根治のための治療ではなく、精神的な不安定さや症状の緩和を目的とした対症療法が取られている。しかし本人にサイコパスの自覚がなく、継続的に取り組もうという意志も見られない場合が多く、その点をいかにクリアしていくかが今後の課題といえそうだ。

サイコパスの治療は難しい

そもそもサイコパスは病気ではなく、脳の機能的な問題と推測されている。一般的な病気のようにどこか悪い部分があって発症しているものではないため、根本的な治療は難しいといわれている。

一般的な病気 ↓	サイコパス ↓
投薬や外科手術によって原因を除去。または健康な組織と交換	脳自体の機能に問題があるため、原因の除去や交換は不可能

■サイコパスに対する「治療」の現状

- **弁証法的行動療法**
  東洋の瞑想法である禅にヒントを得た認知行動療法。変化と受容のバランスを取ることで、QOLの向上や症状の安定化を図る
- **薬物療法**
  衝動的、突発的な気持ちの不安定さを緩和する
- **グループセラピー**
  それぞれの体験や思いを共有することで、問題の明確化と自己理解を深め、症状の改善を図る

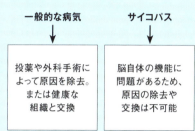

サイコパスに自覚はあるのか

自分の中に潜む狂気に気づけるか？

自分で自分を疑うことはない

一般的にサイコパスは生まれつき、もしくは幼少期の生育環境がもたらす脳の機能障がいであるといわれています。そのため人を傷つけたり、ウソをついてだましたりすることにもためらいがなく、そうした行いで罪悪感にさいなまされることもありません。そもそも他者との共感性が欠如しているため、**自分が相手にひどいことをしている、という自覚がない**のです。自覚がないから当然、反省することもありません。まして自分がサイコパスだと自覚したり、その可能性を疑ったりすることなど、ほとんど皆無といってもよいでしょう。

先述のように**サイコパスは脳の機能や構造に問題があるため、いわゆる正常な思考、判断ができない**といわれています。これには「客観視」や「善悪の判断」も含まれており、これがサイコパスを自覚できない大きな要因のひとつとなっているわけです。自分を振り返ってみることがないため、周りとは違うということが自覚できない。誰かに指摘でもされない限り、「私はサイコパス？」と自分を疑うことなどあり得ないのです。

自覚させても改善までは……

それなら自覚させればいい、と考える人も多いかもしれませんが、サイコパスの場合、**自覚させても改善にはつながりません**。本人は悪意がないため、「良心」による歯止めが効かないからです。家族の勧めで治療に訪れる人もいるようですが、無自覚のため、通院が続かないようです。

自覚のない悪意

サイコパスは他者との共感性が欠如しているため、誰かを傷つけたり、だましたりしても罪の意識を感じることはない。それが悪いことだという自覚もないので、当然ながら反省することもなく同じことを繰り返してしまうのだ。

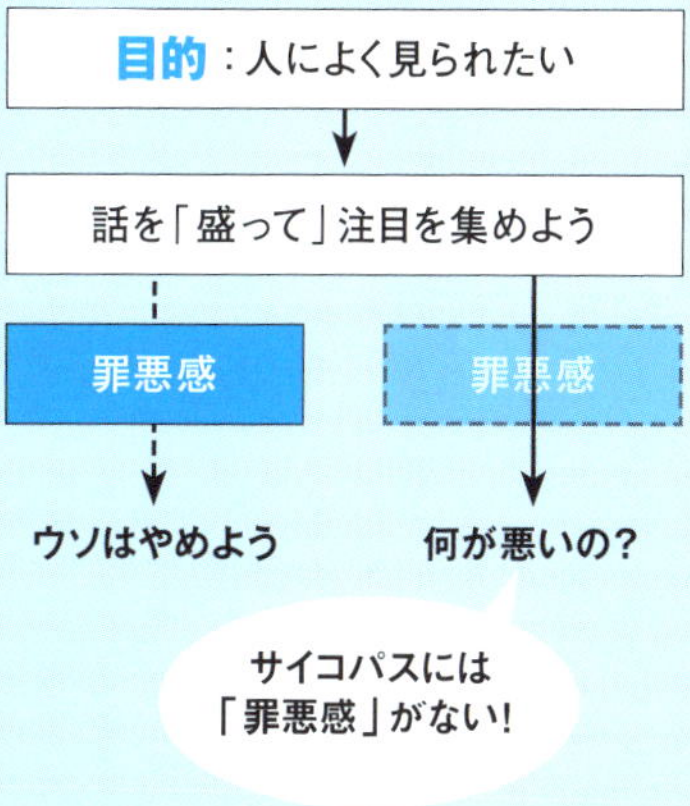

正常な思考、判断ができない

サイコパスの脳は一般の人とは構造が違うため、正常な思考や判断ができないとされている。倫理観や道徳観も大きく異なるので、いわゆる世間の常識は通用しない。自分自身を客観的に見られれば、言動のおかしさに気がつきそうなものだが、それも難しいようだ。

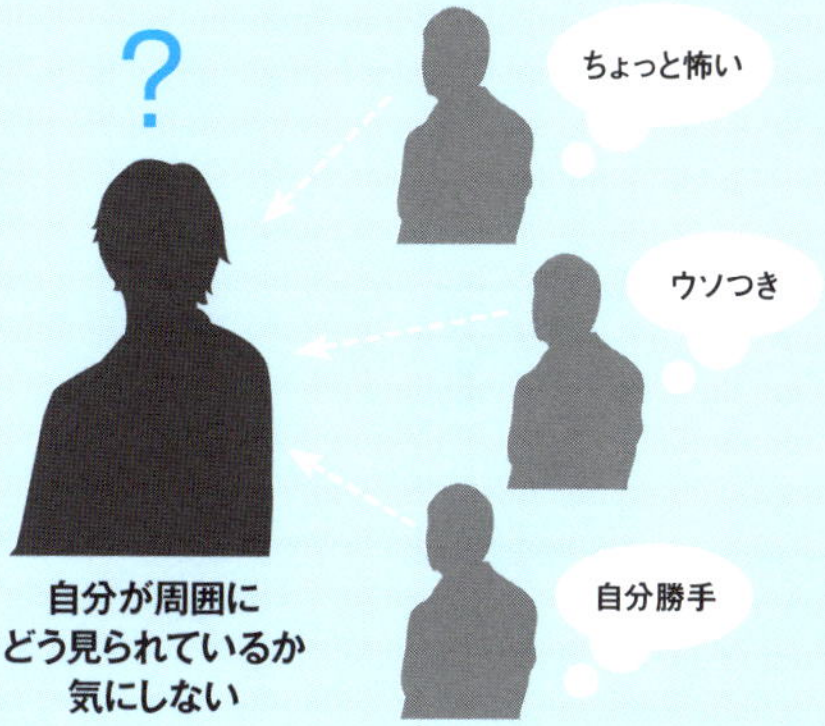

自覚→反省とはならない

サイコパスに「お前はサイコパスだ！」と自覚させても、それが即座に反省につながることはない。仮に自覚できても、個々の言動に含まれる悪意まで自覚していないため、「これは悪いことだからやめよう」と自制が働くことも極めて少ない。

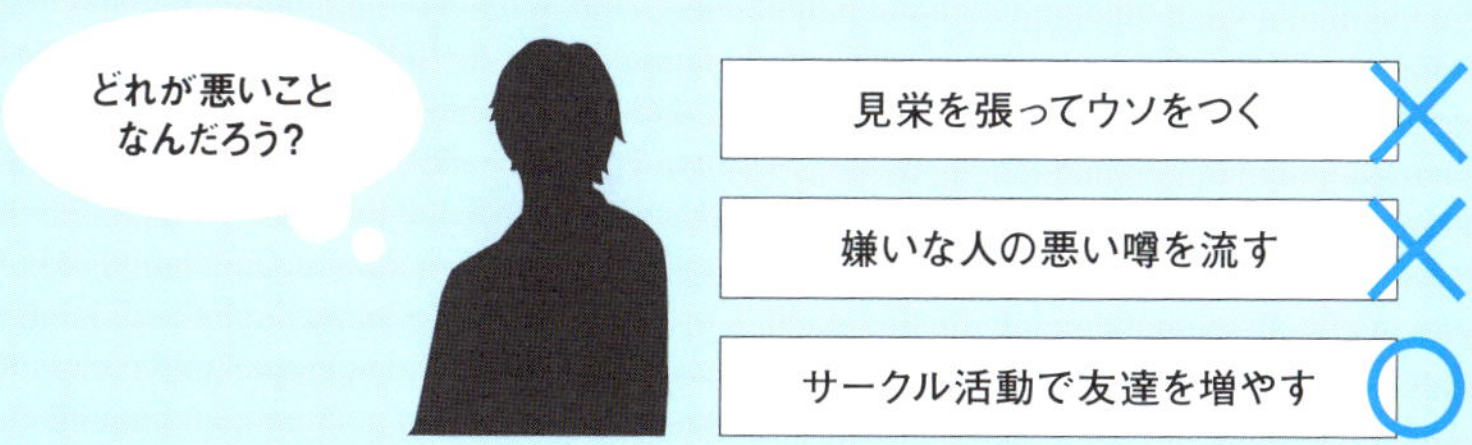

サイコパスから勝ち組への近道を学ぶ？

厄介者から学ぶ対象へ

サイコパスの特性を活かした能力

多くの善良な人にとってサイコパスは、**近づきたくない厄介者**と忌避されています。しかし、最近ではサイコパスには人生で勝ち組となるための秘密が隠されているとして、性質を参考にしようという意見も見られるようになりました。

よく目にするのが、**サイコパスのメンタル面の強さに着目**した意見です。通常の人ならば大きなショックを受け、動揺して冷静さを欠いてしまうような場面に遭遇しても、恐怖心や不安に対して「鈍感」なサイコパスならば、いつもと変わりなく判断を下すことができる、というわけです。事故や災害など緊急の現場対応が求められる警察官や救急隊員、1クリックで大金を動かすデイトレーダーには参考にしたい能力といえそうです。

また、サイコパスは**洗練された話術や立ち居振る舞いで人々を魅了する術にも長けています**。その「人たらし」の能力は、人気商売である芸能人やプレゼン力が問われる営業職でも大きな力となることでしょう。一方、サイコパスは性的に奔放という一面も備えています。あまり誉められた特質ではないですが、特定のパートナーに固執せず、日々多くのお客さんを手玉に取る水商売においては、成功のヒントとなるかもしれません。

このようにサイコパスの先鋭化された特質を見直し、肯定的な見方をする人も少数ながら存在しています。自ら積極的に関わるのは考えものですが、優れた一面を参考にするのは**人生の可能性を広げるひとつのきっかけになるかも知れません**。

✕ 近づきたくない厄介者

極めて自己中心的で、他人は搾取する道具程度にしか見ていない。ウソを暴かれて非難されると、いわれのない中傷を受ける悲劇のヒロインのように振る舞う。これがサイコパスの実態で、誰もが近づきたくない厄介者だといえる。

■サイコパスが忌避される理由

・極度のウソつき
・欺瞞と自己愛に満ちている
・傲慢で尊大
・協調する素振りは見せるが共感性はない
・飽きっぽく継続性がない
・敵対者は徹底して追い込む

○ メンタル面の強さ

通常の人ならショックを受け、激しく動揺してしまうような場面でも、サイコパスは恐怖や不安を感じにくく、手足が震えたり、思考力が低下したりすることはない。

■精神的タフさが要求される場面、職業

・オリンピックや大記録に挑むスポーツ選手
・最前線で戦う兵士
・大金を扱うデイトレーダー
・事故、災害現場で働く警察官や救急隊員
・難解な手術を執刀する外科医

○ 高い社交スキル

人を魅了する立ち居振る舞いとウィットに富んだ話術、ややナルシスティックだが魅力的な外見もサイコパスの武器である。社交的な振る舞いが苦手なあがり症や口下手の人にとっては、何よりうらやましいスキルといえるだろう。

■優れた社交スキルが要求される職業

・芸能人、アナウンサー
・政治家
・宗教家、教祖
・営業職
・実業家
・ホスト、ホステス

「勝ち組」の要素を学ぶ

サイコパスの特質をひとつひとつ見ていくと、人生で「勝ち組」になるための要素を多く備えていることがわかる。本人に直接伝授を請うことはお勧めしないが、優れた面を認めて学ぶことは人間性を豊かにしてくれることだろう。

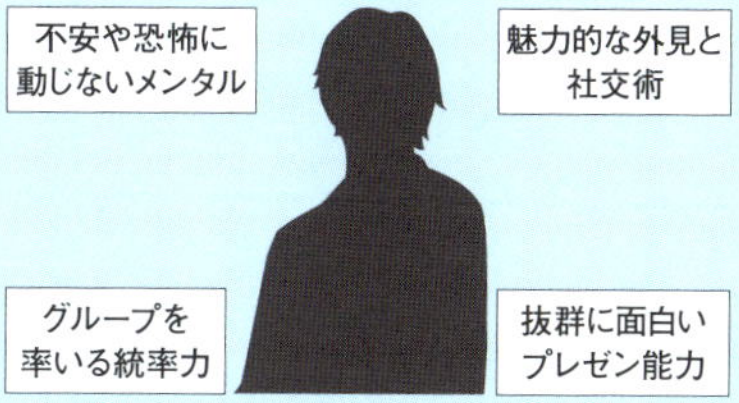

サイコパスが持つ特質を個々に見れば参考になる点は意外に多い

人類の進化を支えるサイコパス

あらゆる偉業の影にサイコパスあり!?

無謀な挑戦はサイコパスのおかげ？

人類の歴史を振り返ってみると、数々の偉業に驚かされるような出来事がいくつもあります。たとえば、１９６９年に実施されたアポロ11号計画。このとき人類は初の月面着陸に成功しています。さらに、マゼラン艦隊が世界一周を達成したのは１５２２年。今から５００年も前のことです。まともな地図さえも存在しなかった時代に、なぜ無謀ともいえる冒険に挑んだのか。その背景にはサイコパスが存在していたのかもしれません。

アームストロング船長もサイコパス

これまでも説明したとおり、**サイコパスは不安や緊張によって本来の力を発揮できなくなる、といったことがありません。**むしろそうした状況下でも危険を顧みず、普段通りの行動ができる強靭な精神力があったからこそ、前人未到の偉業を成し遂げることができたというわけです。サイコパス研究の第一人者であるケヴィン・ダットン氏によれば、先述の**アポロ11号で危機から見事生還したニール・アームストロング船長はサイコパスであった可能性が高い**という見解もあります。

もっと身近な話では、未知の病の研究や大手術を手がける医師、ふぐやキノコのような危険な食材を見極め、調理法を確立してきた料理人たちの中にも少なからずサイコパスが存在していたと思われます。マイノリティであるサイコパスはこうした**リスキーな任務に挑戦することで自らの価値を証明し、人類の進化を支えてきたのです。**

人類が成し遂げた偉業の数々

今のように技術や情報が不十分な時代から、人類はさまざまな冒険に挑み、不屈の精神で数多くの偉業を成し遂げてきた。右表のその一例である。

1492 年	コロンブスが新大陸（アメリカ大陸）を発見（※）
1522 年	マゼラン艦隊が海路での世界一周に成功
1911 年	ノルウェーの探検家・アムンセンが南極点に到達
1953 年	イギリスの探検隊がエベレスト（8848m）初登頂に成功
1960 年	トリエステ号がマリアナ海溝最深域の海底（10916m）に到達
1969 年	アポロ 11 号が月面着陸に成功

※諸説あり

不安や緊張に影響されない精神

サイコパスは一般人に比べて不安や緊張への精神的耐性が高い。生命に関わるような極限の状況下でも動揺して我を失うようなことがなく、統率力もあるため、未知の冒険、探検に挑む人材としてはまさしく適任だったと推測される。

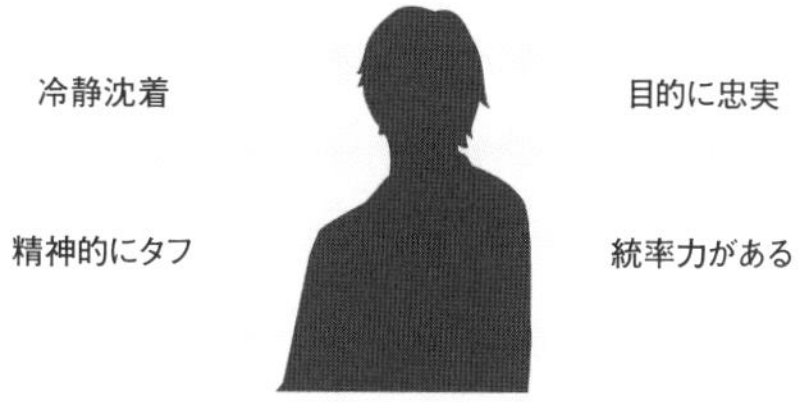
冷静沈着
目的に忠実
精神的にタフ
統率力がある

月面着陸成功の裏側

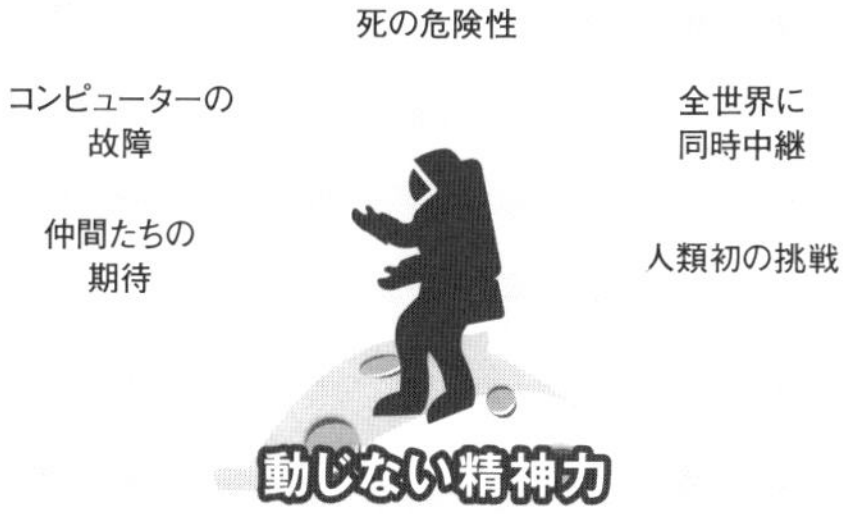
死の危険性
コンピューターの故障
全世界に同時中継
仲間たちの期待
人類初の挑戦
動じない精神力

人類初の月面着陸を成功に導いたニール・アームストロング船長。着陸の様子が世界40カ国に同時中継される中、機器のトラブルに見舞われ、命の危険を間近に感じながらも、重圧をはねのけ自らの手で着陸を成功させている。この決して折れない強靭な精神力こそ彼がサイコパスである証といわれている。

進化を支えるサイコパス

人々に忌避される存在でありながら、サイコパスが淘汰されずに生き残ってきたのは、その特質を活かして存在価値を示してきたからだとも考えられる。サイコパスが危険に立ち向かうことで人々を導き、その進化を支えてきたというわけだ。

アナタのサイコパス傾向を判定

サイコパス・セルフチェック ③

Q9

マンションのベランダで殺人の現場を目撃したあなた。こちらに気づいた犯人はナイフを持つ手を動かし何かを言っています。この犯人は何をしているでしょう？

Q10

ある家で若い夫婦と子供が殺され、遺体はすべてダイニングに集められていました。犯人は現場にしばらく滞在していたようですが、その目的は？

Q11

男は人を殺すため、包丁を買おうとしています。店では500円、5000円、5万円の包丁が売られていましたが、男は迷わず500円の包丁を買いました。その理由は？

Q12

捨て猫を拾ったあなた。同じような境遇の動物を救おうと動物愛護を訴えるサイトを作りました。アクセス数を増やすため、どんな写真を掲載しますか？

判定結果は P.127 へ

第4章

サイコパスとの付き合い方

こんな人はサイコパスに狙われやすい

ターゲットにされやすい人の特徴とは

手段を選ばないサイコパス

サイコパスは自分の目的に忠実で、目的にいち早く近づき、達成するためなら手段を選びません。また、彼らにとって身近な人々は、便利な「道具」でもあるため、目的達成の役に立つと思った相手はその瞬間からターゲットとなり、さまざまな手で取り込もうとします。相手の意思や都合などはサイコパスにとっては関係がないのです。では、どういったタイプがサイコパスにとって都合がよく、ターゲットにされやすいのでしょうか?

サイコパスにとって恰好のターゲットは、取り込みやすい性格の人です。具体的には困っている人を放っておけないような優しさと包容力を兼ね備えた人が挙げられます。こうした性格の人は困っている素振りを見せて近づくと、快く力を貸してくれるため狙いやすいといえます。また、**控えめで我慢強いタイプ**は少々無理なお願いにも「私さえ我慢すれば」と、自分ひとりで処理しようとするためサイコパスにとって恰好の獲物となります。

女性の方が狙われやすい

性別では女性のほうが狙われやすいといいます。女性特有の優しさや母性は、サイコパスにとってつけ入る隙になるということでしょう。一方でサイコパスは男性に多いといわれるように、**魅力的な外見とトークを武器に女性を虜《とりこ》に**し、都合よく利用するケースも少なくないようです。思い当たる節があるという方は、一度その相手との接し方を見直すべきかもしれませんね。

目的のためならルール無用

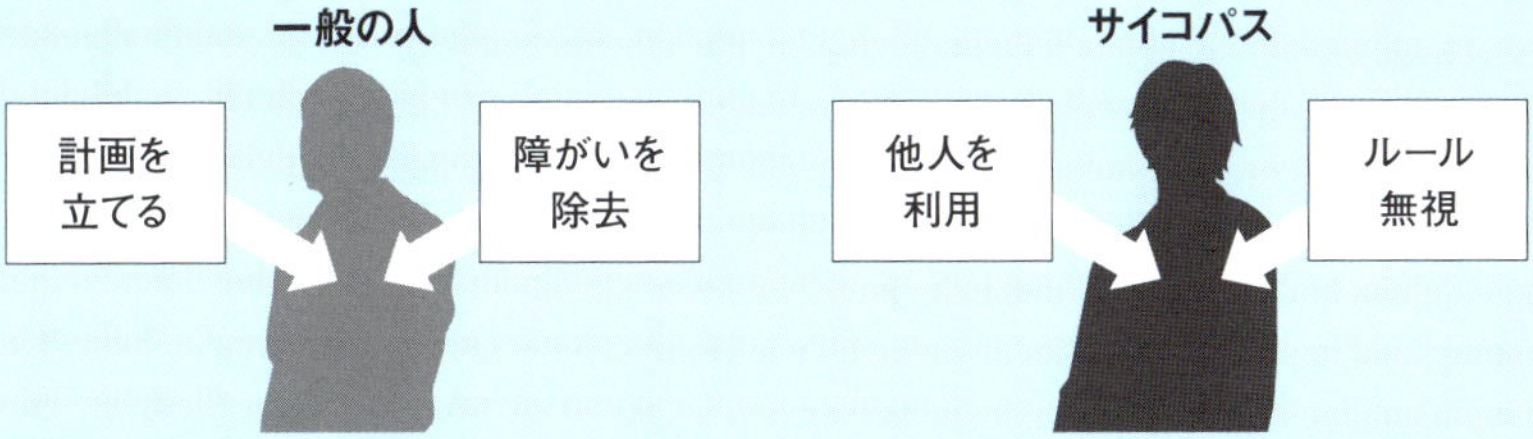
一般の人
計画を立てる
障がいを除去
サイコパス
他人を利用
ルール無視

サイコパスは目的を達するためなら手段を選ばず、利用できるものなら友人や同僚であっても容赦なく巻き込んでいく。経過よりも結果が大事なのだ。

狙われやすい性格

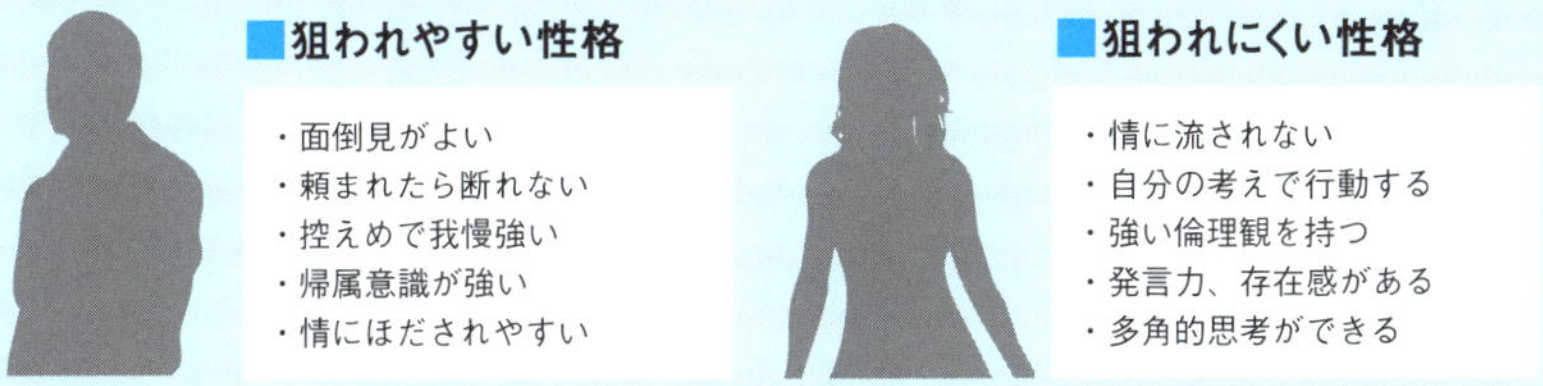
■狙われやすい性格
・面倒見がよい
・頼まれたら断れない
・控えめで我慢強い
・帰属意識が強い
・情にほだされやすい
■狙われにくい性格
・情に流されない
・自分の考えで行動する
・強い倫理観を持つ
・発言力、存在感がある
・多角的思考ができる

面倒見がよく、頼まれたら断れないタイプの人はサイコパスにとって寄生しやすい相手。その優しさを利用されないよう、ときには毅然とした態度で断ることも必要だ。

女性の場合、恋愛感情につけ込まれることも

「恋は盲目」という言葉があるとおり、恋愛感情で理性や常識を働かなくさせて、都合よく利用するケースも多い。

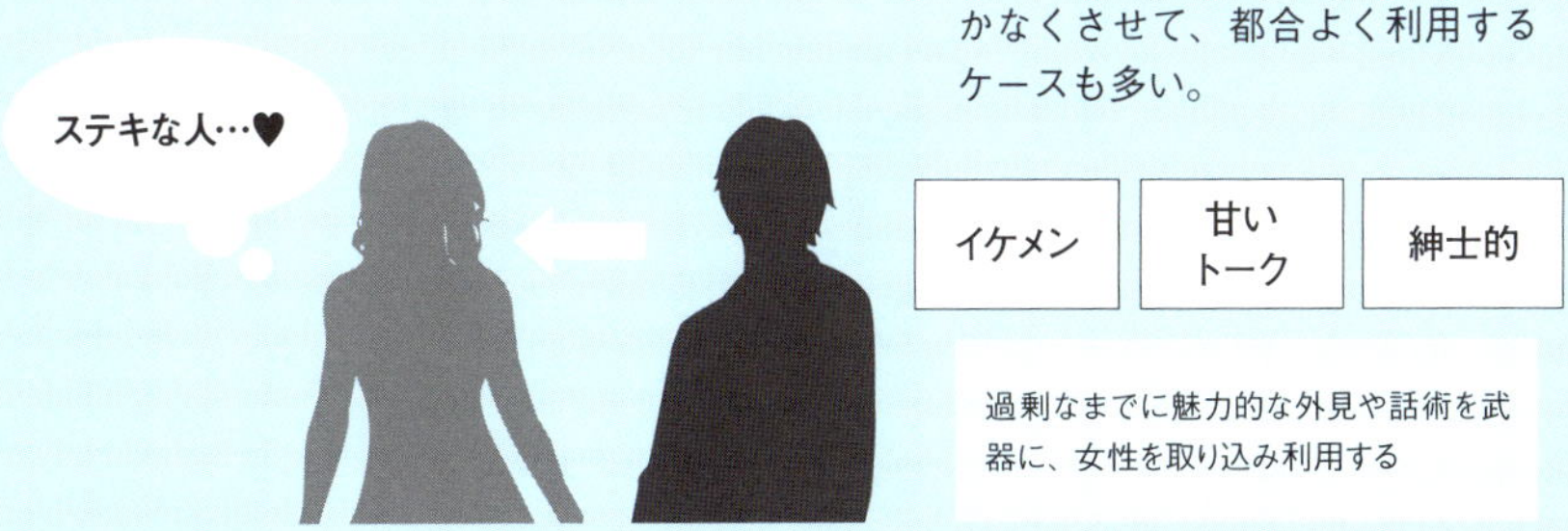
ステキな人…♥
イケメン
甘いトーク
紳士的
過剰なまでに魅力的な外見や話術を武器に、女性を取り込み利用する

肩書、見た目ですぐに信用しない

立派すぎる経歴、肩書には要注意

堂々とウソをつける人

少し前のことですが、**人気ニュース番組のコメンテーターをしていた男性が経歴詐称を暴かれ、すべての番組を降板となる騒動**がありました。学歴を偽ったり、年齢を実際より若く言ったりという程度のウソならば、ここまで大事にはならなかったことでしょう。しかし彼の場合は公表していた学歴も仕事も出生もすべてがウソだったため、世間から徹底的な吊し上げを食う結果となりました。これほど大胆に世間を欺《あざむ》いた彼もまた軽度なサイコパスの範疇《はんちゅう》であったのかもしれません。

こうしたケースでもわかるように、**人は立派な経歴や肩書を持つ人物に対して、盲目的に信じてしまう**傾向があります。相手が医師や弁護士、超一流大学の出身と知ると、それだけで「社会的に信用できる」と勝手に思い込んでしまうのです。こんなに便利な隠れみのをサイコパスが見逃すはずはありません。本性を隠し、さらに他人に影響力を発揮するために有益な肩書きを持つのです。

隣人、知人の笑顔にも注意

特段、親しいわけでもないのに**やけに愛想よく接してくる人や、笑顔であいさつをしてくる人も要注意**です。第一印象を良くすることで相手の油断を誘うサイコパスもいます。とくに相手が美形の異性の場合、自分に都合よく解釈してしまいがちです。お近づきになっても安易に警戒は解かず、その笑顔が本物か、言動におかしなところはないか、しっかり見極めましょう。

人気コメンテーターの経歴詐称騒ぎ

超高学歴のイケメンコメンテイターとして話題の人物だったが、公開していたプロフィールの大半が真っ赤なウソと暴かれ、テレビの世界から姿を消した。

■公開されていた偽プロフィールの一例

テンプル大学卒　→テンプル大学ジャパン（日本）を中退
ハーバードビジネススクールでMBA取得　→オープンキャンパス参加
パリ第一大学留学　→オープンキャンパス参加
経営コンサルタント　→実態は確認できず
コンサルタント会社経営　→実態のないペーパー企業
日米のハーフ　→両親とも日本人という説も

立派な経歴や肩書ほど信じやすい

立派な経歴や肩書に弱く、そうした相手の言うことは「間違いない」と盲目的に信じてしまう人も少なくないようだ。サイコパスにとっては恰好の獲物に映ることだろう。

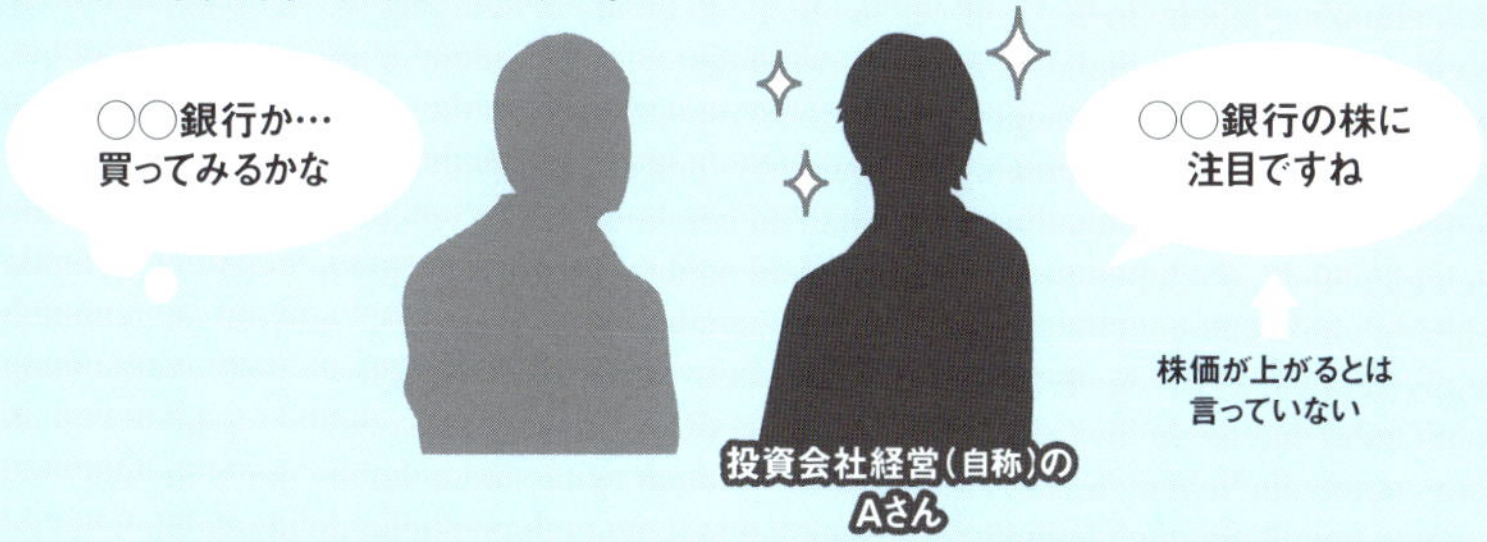
○○銀行か…
買ってみるかな
○○銀行の株に
注目ですね
株価が上がるとは
言っていない
投資会社経営(自称)の
Aさん

印象を良くして油断させる

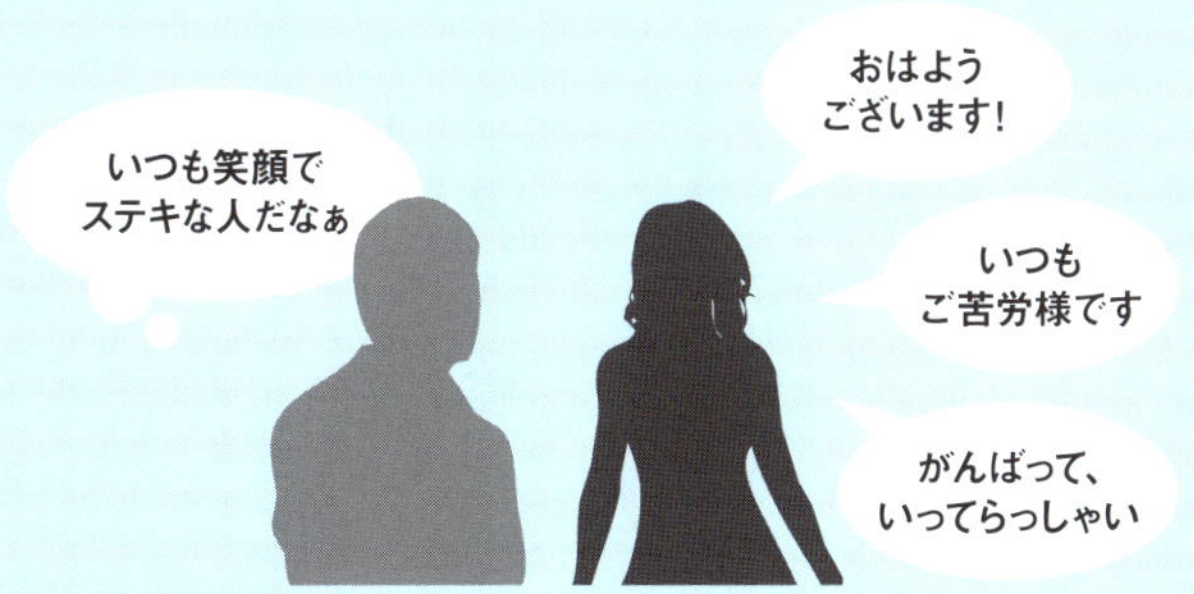
いつも笑顔で
ステキな人だなぁ
おはよう
ございます!
いつも
ご苦労様です
がんばって、
いってらっしゃい

普段から誰にでも愛想がよく、笑顔を絶やさない人もいるが、特定の相手や異性にだけ愛想がいい人は要注意。純粋に好意を寄せてくれているのなら嬉しいことだが、腹に一物抱えている場合も……。

相手の煽りや挑発に乗らない

自分の土俵に引きずり込むサイコパスの手口

対抗心を煽りたがる人たち

多くの人が不快に感じる言葉や特定の人を挑発する「釣り」と呼ばれる書き込みをして、炎上騒ぎを起こす「ネット荒らし」たち。その多くがサイコパス的な傾向を持っていることはすでにご紹介したとおりです。彼らはつねに刺激に飢えているため、あえて人の神経を逆撫でするような言葉を使い、対抗心を煽ることで、一般の人々を不毛な議論の場へと引きずり込むのです。とはいえ、その**大半はネット上だけで完結するため、不快な思いはしても実害を被ることはまずありません**。

しかし、現実世界の知人やクラスメイトが相手だと、そうはいきません。彼らは巧みに挑発し「ゲーム」に参加させようと仕向けてくるのです。

目的は支配下に置くこと

サイコパスが仕掛ける「ゲーム」とは、相手をコントロールして支配下に置くこと。駒として利用し、搾取するためです。これに対抗するもっとも有効な手段は、「とにかく相手にしないこと」です。他人を容易に支配できる肩書や社会的地位を持たないサイコパスは、つねに身近な人間に対して「釣り」を行い、「ゲーム」に乗ってくる相手を探しています。一度誘いに乗ってしまえばサイコパスの術中から逃れるのは困難です。強引に関係を断《た》とうとすれば、力づくでねじ伏せようと挑んでくるかもしれません。**悪意ある挑発にカッとなる気持ちを抑え、受け流す「スルースキル」**こそ、サイコパスを近づけない最善の策なのです。

ネット上だけで完結

多くの場合、ネット荒らしは掲示板やブログの調和を乱し、不毛な議論の場とすることが最大の狙い。エキサイトして「特定してやる」などの煽り文句が飛び交うこともあるが、個人攻撃が目的ではなく、そんな技術もないため、実際に行動を起こすことはほぼない（→P46）。

■ネット荒らしの特徴

・場を荒らして、本来の話題の進行を妨害する
・不毛な議論、ののしり合いに喜びを感じる
・煽りに反論する人が多いほど嬉しい
・淡々と正論を返されるのは苦手
・精神的に未熟な相手はもっと苦手
・いかなる煽り、挑発もネット上で完結

サイコパスが仕掛けるゲーム

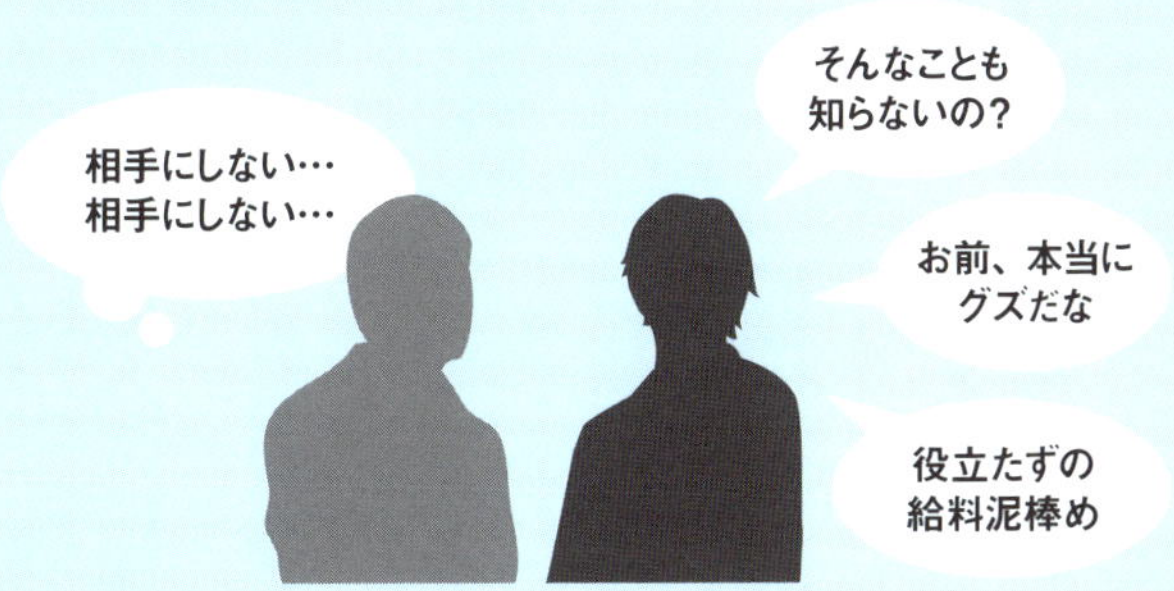
相手にしない…
相手にしない…
そんなことも知らないの？
お前、本当にグズだな
役立たずの給料泥棒め

挑発的な言動を繰り返し、相手の反応を見て楽しむ。利用価値があると判断した相手は、自分の支配下に取り込み、搾取や寄生のターゲットにされる。腹がたっても「相手にしたら負け」とひとつ自分のレベルを上げて、やり過ごすのが正しい。

受け流すスルースキル

スルースキルは和製英語で、無視する、聞き流すという意味。サイコパスの挑発のように、真に受けるとストレスになる雑音はできる限り無視して精神の平穏を維持したい。

■スルースキルを高める方法

・煽りを深く考えない
・怒りに任せた言動を控える
・自分の弱点を知る
・自分を他人と比べ過ぎない
・考えや価値観の違いを認める

情けは人（サイコパス）の為ならず

偽りの涙で味方を増やすのが常套手段

あえて演じる「かわいそうな自分」

前のページでは相手の競争心や対抗心を煽って自分のペースに巻き込み、取り込もうとするサイコパスのやり口と対処法をご紹介しましたが、他にもサイコパスがよく使う方法があります。そのひとつが**「かわいそうな人」を演じて周囲の同情や哀れみを誘い**、味方につけるというものです。

たとえば仕事でミスをして上司に怒られている場面で、周囲の目もはばからずに涙をポロポロこぼして泣き出すと、それを見ていた同僚たちは「かわいそう」と同情し、なかには「もうそれくらいで…」と止めに入る人もいるでしょう。怒っていた上司も気まずくなり、それ以上は言いづらくなってしまいます。仮に周囲に人がいなくても、あとになって**「ひどい言葉で罵《ののし》られた」、「机をバンバン叩いて脅された」**などと大袈裟に吹聴《ふいちょう》して回り、ときには涙を流して「かわいそうな私」を演じてみせます。こうしてサイコパスは同情心を煽り、味方に引き込もうとたくらむのです。

味方を得たサイコパスは徐々に本性を現していきます。ちょっとした仕事の手伝いなどに始まり、残業の肩代わり、面倒な仕事の押しつけ、さらには金の無心などへとエスカレートしていき、何かと理由をつけては「かわいそうな私」を演じ、「寄生」を本格化させていくのです。

困っている人や泣いている人に手を差し伸べたくなる優しさは人として尊いものですが、頻繁にそうした素振りを見せる相手とは、あまり親しくせず、一定の距離を保つのが正解かもしれません。

周囲の同情や哀れみを誘う

「かわいそうな自分」を演出することで周囲の関心を引くサイコパスの常套手段。同情を誘って味方につけるのが目的で、優しく面倒見のいい人ほど引っかかりやすい。

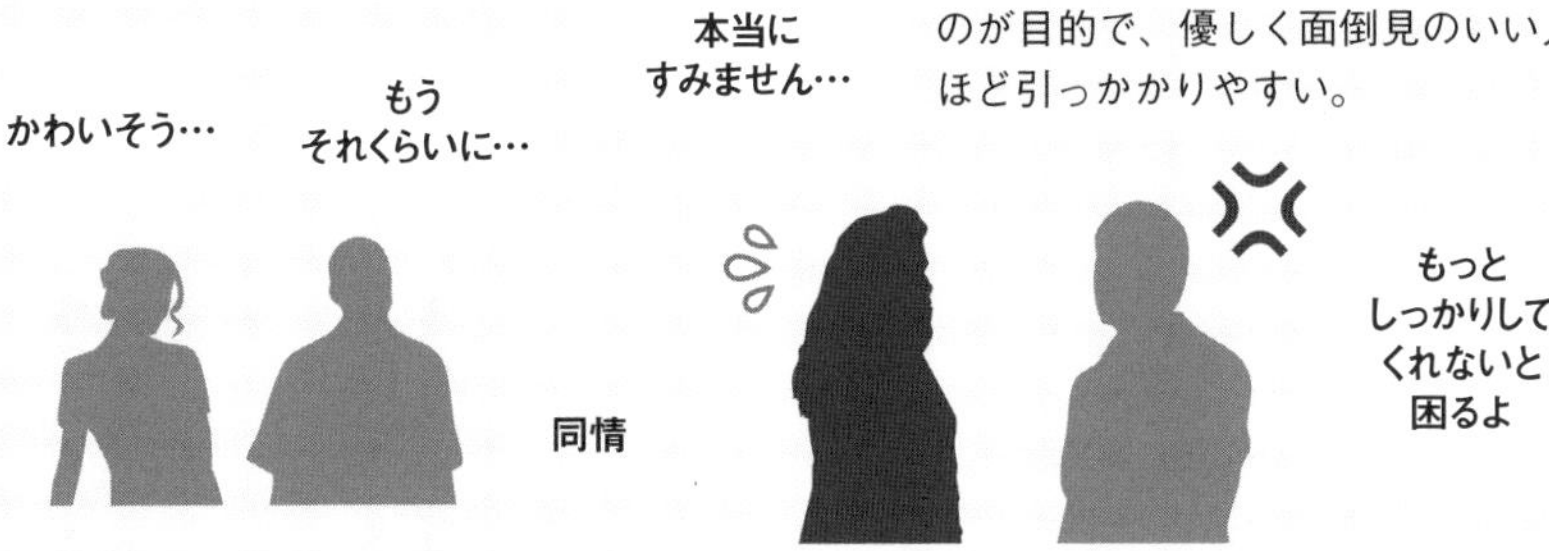
かわいそう…
もう
それくらいに…
同情
本当に
すみません…
もっと
しっかりして
くれないと
困るよ

大袈裟に吹聴する

「こんなひどい目に遭った」と大袈裟に吹聴して回り、周囲の同情心を煽る。自己の正当化に加えて、相手の評価を一方的に下げることもできる悪質なやり口。

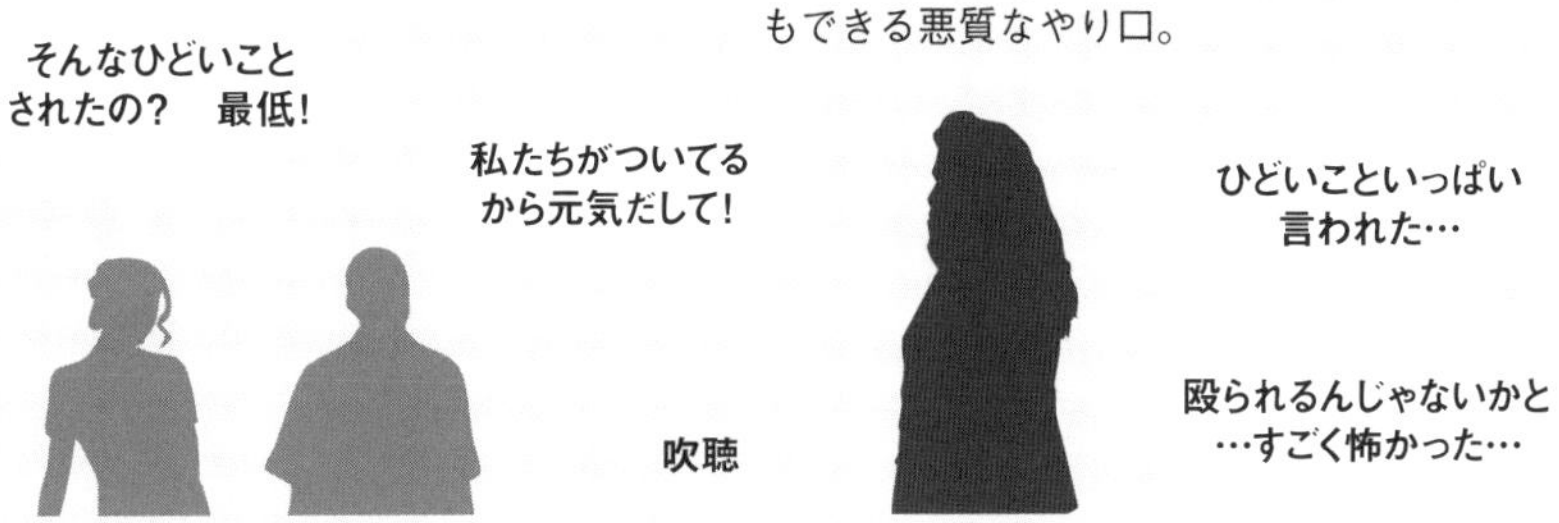
そんなひどいこと
されたの？　最低!
私たちがついてる
から元気だして!
吹聴
ひどいこといっぱい
言われた…
殴られるんじゃないかと
…すごく怖かった…

味方を得ると徐々に本性を現す

同情を誘って味方につけ、結び付きを強めることに成功するとサイコパスは徐々にその本性を現す。やけに依存心が強くなったと感じたら要注意。

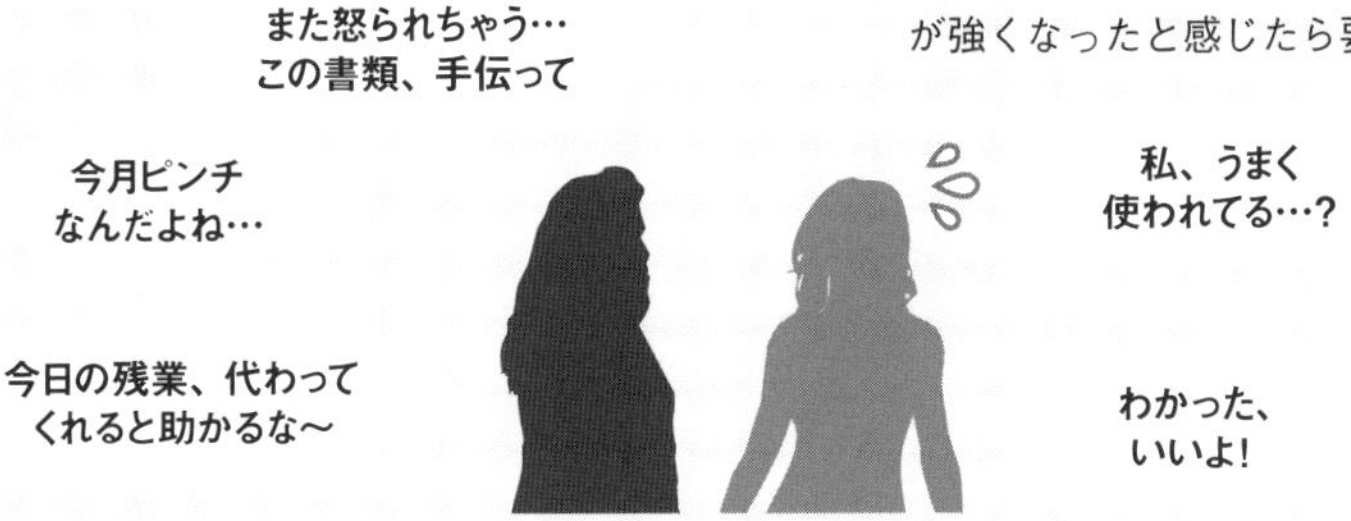
また怒られちゃう…
この書類、手伝って
今月ピンチ
なんだよね…
今日の残業、代わって
くれると助かるな～
私、うまく
使われてる…？
わかった、
いいよ!

つねに「話半分以下」で聞く

あらゆる発言にウソが潜んでいる

ついていい「ウソ」といけない「ウソ」

かつて「人間はウソをつく動物」と評した人がいるそうですが、**誰でも日々の生活の中で大なり小なりウソをついてしまうことはある**と思います。しかし、そうしたウソの多くは相手に話を合わせるためだったり、少し脚色して面白くしてみたりという程度で、誰にも迷惑をかけないものがほとんどではないでしょうか。いわばコミュニケーションを円滑にする潤滑油のようなものです。

一方で、サイコパスがつくウソは自分を魅力的に演出して関心を引き、最終的に信奉者として取り込むのが目的です。当然、ひとつふたつのウソでは相手の関心を維持できないため、**恒常的にウソをつき、ときには常識人には考えつかないような突拍子もない大ウソをつくこともあります**。その様子があまりに自然なため、専門家でもうっかりだまされてしまうこともあるそうです。

そんなウソの天才ともいうべきサイコパスにだまされないためにはどうするべきか。確実なのは関係を断つことですが、職場や学校などで相手が身近にいるとそうもいきません。接触が避けられない場合は、**つねに話を内容半分以下で聞き、興味がある話題でも絶対に食いつかないこと**です。

下手に関心を示したり、秘密の共有をしたりすると、「コイツは利用できそうだ」と目をつけられることになります。日頃から「ウソが多いなぁ」と感じる相手はサイコパスである可能性を疑い、あらゆる発言に対して「ウソかも?」と警戒することで自らの身を守りましょう。

人は誰でもウソをつく

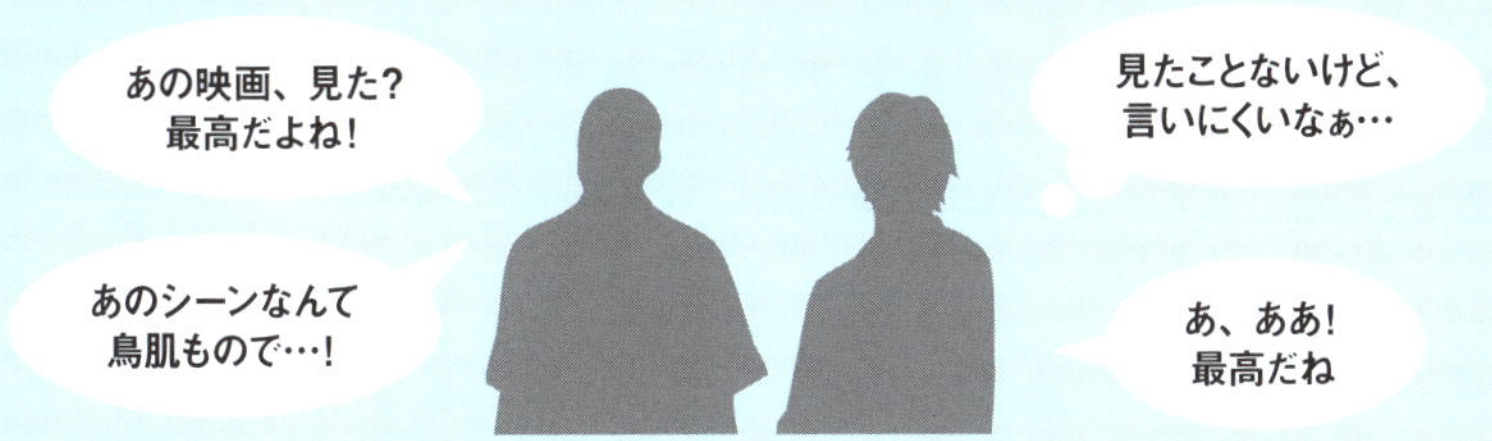
あの映画、見た?
最高だよね!
あのシーンなんて
鳥肌もので…!
見たことないけど、
言いにくいなぁ…
あ、ああ!
最高だね

悪意のないちょっとしたウソや知ったかぶりは誰でも経験があるはず。相手に話を合わせ、場の雰囲気を損なわないためのちょっとした社交術ともいえる。

サイコパスは恒常的にウソをつく

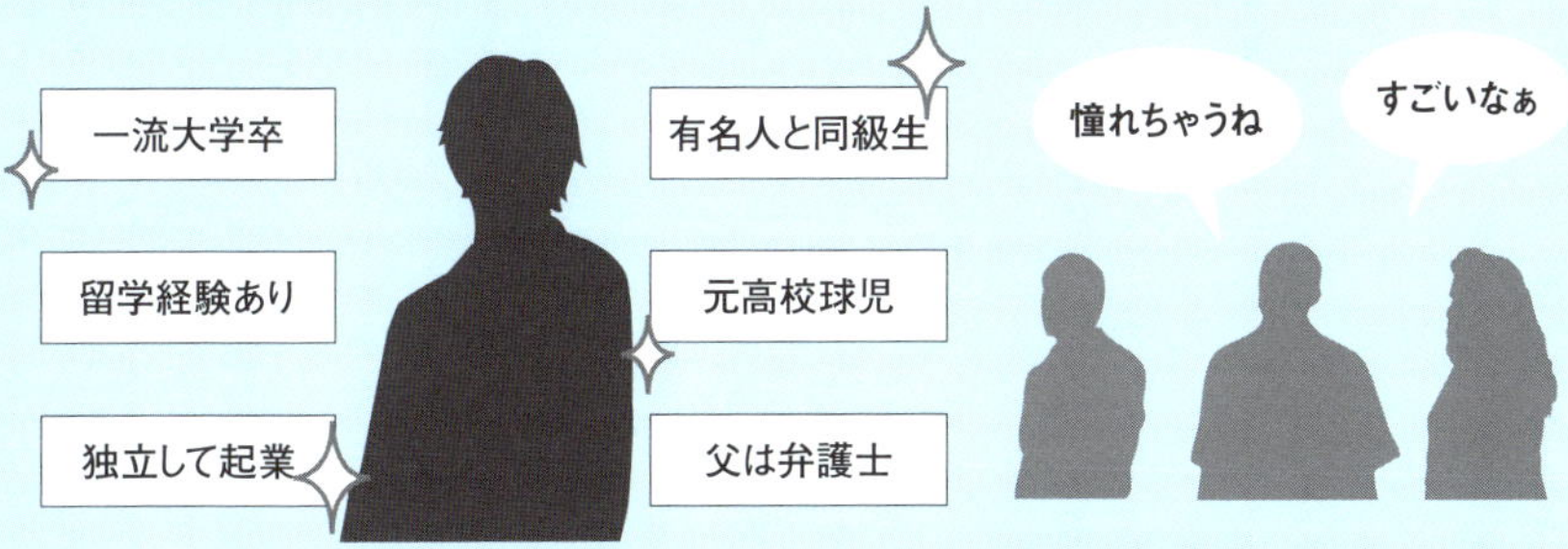

サイコパスにとって大事なのは、つねに人々の関心を集めて信奉者を取り込むこと。ウソは自分を飾り立てるためのアクセサリーとして必要不可欠なのだ。

ウソが多い相手にはつねに話半分以下で対処しよう

サイコパスをはじめ普段からウソが多い相手に対しては、つねに話半分以下で聞くことが重要。とくにうまい儲け話などを持ちかけてきた場合は、絶対に関心を示してはならない。自分が誘惑に弱い性格なら話自体、聞くべきではないだろう。

■話半分以下で聞く、とは

- 相手の言い分をそのまま鵜呑《うの》みにしない
- 自慢話は半分以下のスケールに置き換えて聞く
- お世辞やおだてを真に受けない
- 矛盾に気づいても反論せず聞き流す
- 怪しい誘いは無関心を装う、または聞かない

悩み事や弱みを見せない

表面的な優しさがサイコパスの武器

話す相手を間違えると痛い目に！

人は誰でも大きな問題に直面しているときや悩みを抱えているとき、誰かに全部話して楽になりたい、背中を押してもらいたいと思うものです。本当にあなたのことを想う家族や親友なら、喜んでその重荷を分かち合い、進むべき道をいっしょに考えてくれることでしょう。しかし、話す相手を見誤ると、いつかその代償を支払わされることになるかもしれません。

　サイコパスには、人を支配して操る「支配型」や他人に依存して生きる「寄生型」など、さまざまなタイプが存在しますが、そのすべてに共通しているのが、**獲物を見つける能力に長けた「捕食者」**という側面です。そんなサイコパスに弱みを見せたり、悩みを打ち明けたりするのは、腹をすかせたライオンの檻《おり》に自分から飛び込むようなもの。最初は**親身になって話を聞き、優しく慰《なぐさ》めてくれますが、すべては相手の信頼を勝ち得るための計算された作戦**だということを忘れてはいけません。たとえどれほど心に響く言葉であっても、共感性の欠如したサイコパスが他人の気持ちをくみ取って、心から言葉をかけることはあり得ないのです。

　困ったとき、苦しいときはつい誰かに頼りたくなるものですが、それを見計らったように笑顔で近づいてくる相手には注意が必要です。笑顔の仮面の下には獲物の匂いを嗅ぎつけたサイコパスが潜んでいるかもしれません。**家族や友人には話しづらい悩み事なら、心理カウンセラーや臨床心理士などの専門家を訪ねてみる**のもいいでしょう。

サイコパスはウソつきな捕食者

今の職場で続けていく
自信がなくて…
元気だしなよ
僕でよければ聞くよ

悩んでいる人や困っている人はサイコパスにとって恰好の獲物。優しい言葉で近づき、強固な信頼関係を築いていくなかで相手を支配、または寄生するようになる。

困ったとき、苦しいときに近づいてくる

サイコパスはつねに獲物を求めているため、標的になりそうな人は敏感に察知し、見逃すことはない。とくに親しいわけでもないのに困っているときに優しく接してくる相手は、獲物を見つけたサイコパスかもしれない。

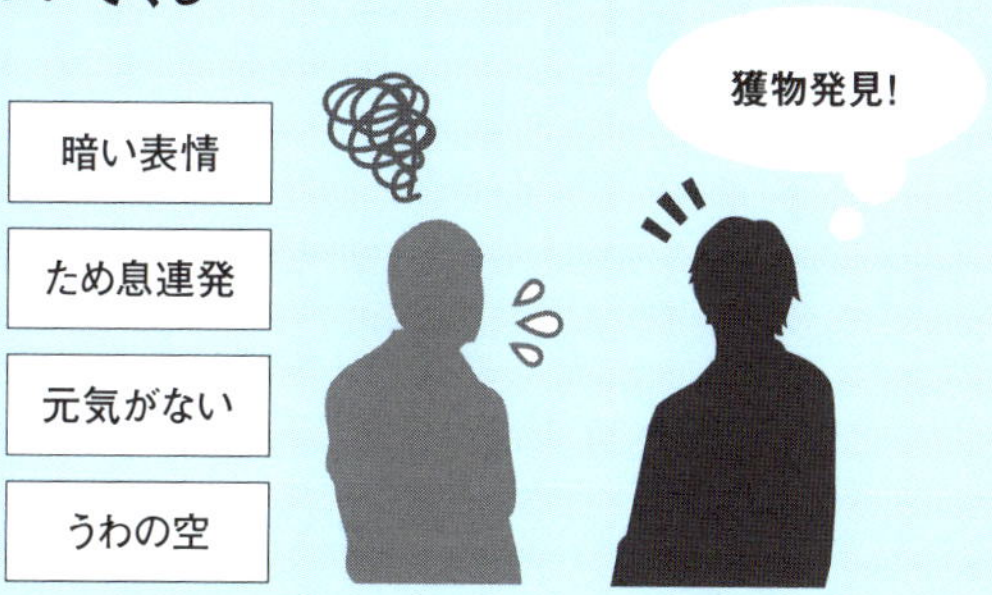
暗い表情
ため息連発
元気がない
うわの空
獲物発見!

話しづらいことは心理カウンセラーへ

家族や友人だからこそ話しづらい悩み事もある。本当に辛いときは心理カウンセラーや臨床心理士などのプロを頼るべきだろう。

■悩みのプロに相談するには

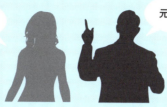

医療機関 → 心療内科、精神科。悩み相談室などを設けている病院もある
学校 → 教員、看護教諭を通じてスクールカウンセラーへ
職場 → 企業内カウンセラー、または外部の専門機関を利用
その他 → 心理カウンセラー紹介サイトなどを活用

恋人はサイコパス？

もしサイコパスを好きになってしまったら

サイコパスと恋愛はできる？

人間同士の関係は、**いつ何がきっかけとなって恋愛に発展するかわかりません**。では、もしも好きになった相手がサイコパスだったら……どこにでもいるようなごく普通の恋人同士になることは可能なのでしょうか？

多くのサイコパスはその容姿や振る舞いが魅力的だとか、トークが抜群に面白く社交的だといわれます。これだけでも**異性を惹きつける要素としては十分で、人生における勝ち組といってもいいでしょう**。さらに自分をより良く見せ、相手を良い気分にさせるウソも得意なので、その隠された本性を知らなければ、好きになってしまうのはある意味、必然といえます。

じつは恋愛下手？

それほど異性を魅了する才能にあふれたサイコパスですが、恋愛関係を育むのは意外と得意ではないようです。その原因はサイコパス特有の「自分以外は他人」という考え方にあります。たとえ恋人であっても「他人」であり、好きだからではなく利用価値があるからいっしょにいるのが本音。両想いになることなどありえないのです。

また、サイコパスは倫理観に欠け、性的に奔放なため、多くの異性とその場限りの関係を楽しむことにも躊躇《ためら》いがありません。色恋沙汰のトラブルもしょっちゅうなので、**継続的な関係は難しい**といわれています。早い段階で関係を絶てたら、むしろそれはラッキーと考えるべきでしょう。

恋愛に発展するきっかけ

友人、知人から恋愛関係に発展するきっかけは男女で大きく異なる。まったく意識していなかった人でも思わぬきっかけで、異性として強く意識するようになることもある。

■恋愛感情が芽生えるきっかけ

男性	女性
相手の好意を感じたとき	顔や体型が魅力的
顔や体型が魅力的	誠実さ、優しさを感じたとき
女性的な優しさを感じたとき	いっしょにいると安心できる
精神的に支えてくれる	男らしさ、頼もしさを感じたとき
価値観や趣味に理解がある	積極的なアプローチ

サイコパスは「人生の勝ち組」？

容姿や振る舞いが魅力的で、しかも人当たりがよく社交的と、男女を問わず人を魅了する術に長けたサイコパス。これだけの好条件が揃っていたら、相手の本性に気づく前に恋に落ちてしまうのもやむを得ない。

■サイコパスが与える第一印象

・人当たりがよい
・礼儀正しい
・外見、振る舞いが魅力的
・話し上手、話しやすい
・知的、機知に富んでいる
・どこか謎めいている

恋愛関係を続けるのは苦手

サイコパスにとっては恋人であっても、同時に「他人」であり、いっしょにいるのは利用価値を認めているから。また、不特定多数の異性と関係を持つことにも躊躇いがないため、特定のパートナーと長く恋愛関係を続けることは難しい。

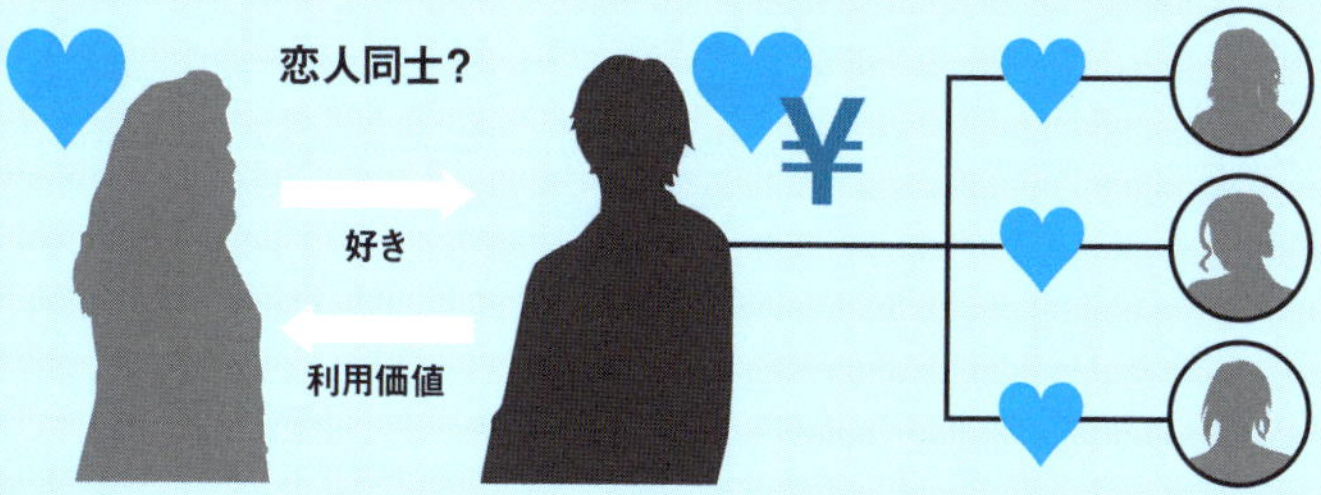

サイコパスにさせない子育て法

親の接し方がサイコパス化を抑制する鍵

大事なのは具体的に示すこと

子供の多くは自由に言葉を話せるようになると、次第にウソをつくようになります。ほとんどは他愛もないウソなのですが、あまりに頻繁だと「将来どんな大人になるのだろう……」と心配になる親も多いようです。また、虫や動物に関心を持つようになるのもこの頃ですが、乱暴に扱ったり、ときには攻撃性を示したりすることも見受けられます。虚言癖や他者への攻撃性はサイコパスによく見られる特徴であるため、なかにはそうした疑いを持って不安になる方もいるかもしれません。

実際、日本人の1~3%はサイコパスといわれています。100人の子供がいれば、そのうちひとりはサイコパスというわけです。では、**自分の子が素養を持っていたら**どうすべきでしょうか？サイコパスは病気ではないため、早期発見できても治療はできません。しかし、**欠けている感情を親が適切に補うことで、サイコパス化は抑えられるともいわれています。**

サイコパスに欠けているのは他者へ思いやりや愛情で、善悪の判断基準も曖昧です。何が良いことで、反対に何がいけないのか、それぞれのメリット、デメリットを具体的に教えることで、不利益な行動を抑えられるようになると考えられています。また、年上の子供や大人たちと接する場を増やすことも、モラルや社会性を肌で感じ取るよい機会です。日本はこうした子育てへの考え方や環境が整っていることもあり、欧米に比べてサイコパスの発生率が低いのかもしれません。

小さな子供のウソ

子供は幼稚園くらいになり自由に言葉を話せるようになると同時にウソをつくことを覚える。社会性や道徳観念の発達とともに自然と収まっていくものなので、特段心配する必要はないだろう。

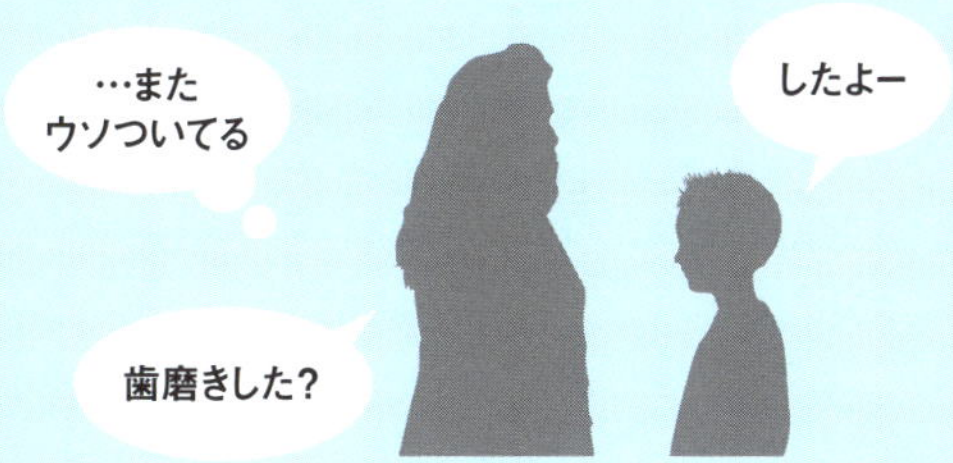
…また
ウソついてる
したよー
歯磨きした？

うちの子に限って…

サイコパスは大人だけに見られる傾向ではなく、小さな子供でもそうした性質が顔を覗かせることはある。ウソばかりつく、弱い者いじめをする、反抗的などの傾向があまりに顕著なら注意が必要である。

■こんな傾向が見られたら要注意

- いくら注意してもウソをやめない
- 人の物を取る
- 虫や動物をいじめる
- 人の目を見て話さない
- 気に入らないと反抗的、攻撃的になる

サイコパス化は抑制可能か？

共感性や協調性、善悪の判断基準などは、幼い頃からの教育、体験によって育むことができる。サイコパスも小さな頃から訓練することで脳の欠けた機能を補い、サイコパス特有の性質を抑制できると考えられている。

共感性や善悪の判断基準などをしっかり根付かせ、サイコパス化の抑制を目指す。

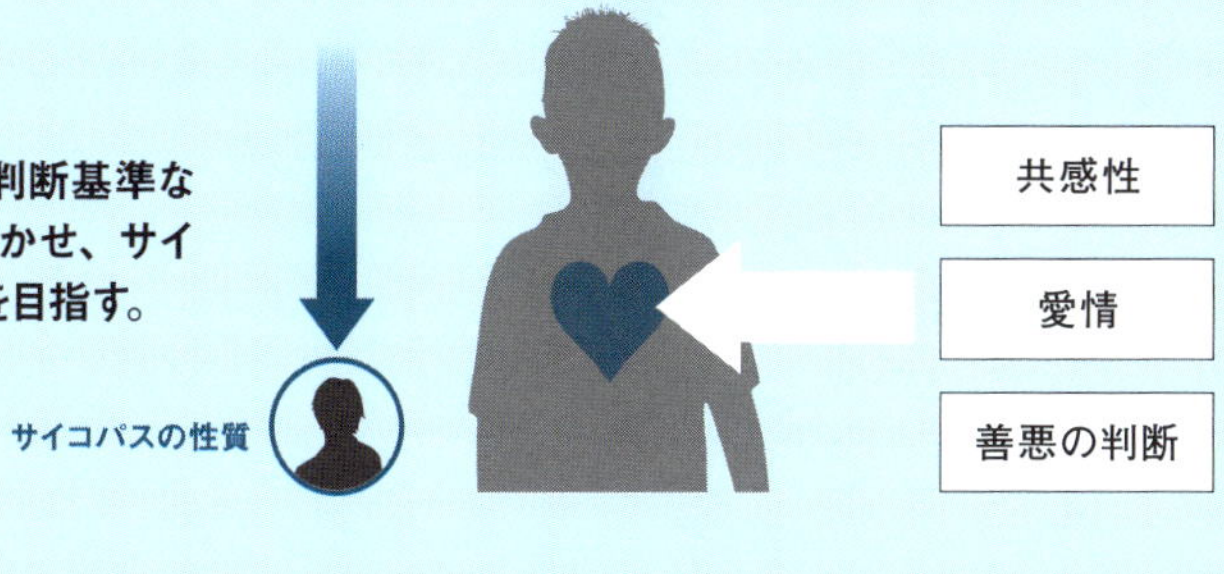
サイコパスの性質
共感性
愛情
善悪の判断

悪いことには協力しない

小さな手助けが地獄の入口に

相手のためがいつの間にか共犯者

サイコパスは**人をだますことや不正を働くことに何ら躊躇がなく、そうした行為自体に罪の意識を感じることもありません**。また、その過程で利用できる人は誰でも巻き込み、悪事の片棒を担がせようとします。悪事へと誘い込むやり口も非常に巧妙であるため、しっかりとした倫理観を持っている人でも決して油断はできません。

サイコパスが他人を悪事に巻き込む際によく利用する手段が秘密の共有です。たとえば友人が万引きや不倫といった軽微な反社会的行為をし、あなたがそれを目撃したとします。その友人が「もう二度としないから誰にも言わないで」と懇願してきたら、あなたはどうしますか？　友人が受ける社会的な制裁とその家族に及ぼす影響を考え、「今回だけは……」と見逃す人が多いことでしょう。こうした同情心からサイコパスとの秘密の共有が始まり、徐々にその秘密が大きくなって、ついには「あなたも隠蔽《いんぺい》に加担した」などと共犯者にして、さらなる悪事へと巻き込んでいくのです。

利用できない相手と思わせる

このようにサイコパスの共犯者にされないためには、**たとえ小さな悪事でも決して協力しないこ**とが重要です。周囲との人間関係を守るため、加担せざるを得なかった場合も「これが最初で最後」と明確に意思表示をすること。同時にできる限り関わりを断つことで、サイコパスに「利用しにくい相手」と思わせ、被害を最小限に抑えましょう。

罪の意識を感じない

サイコパスは人をだましたり、不正を働いたりしても罪の意識を感じることはない。また、そのことを指摘されても動じることなく、「言いがかりだ」、「人をウソつき呼ばわりするなんてひどい」とうそぶき、あたかも自分が被害者のように振る舞う。

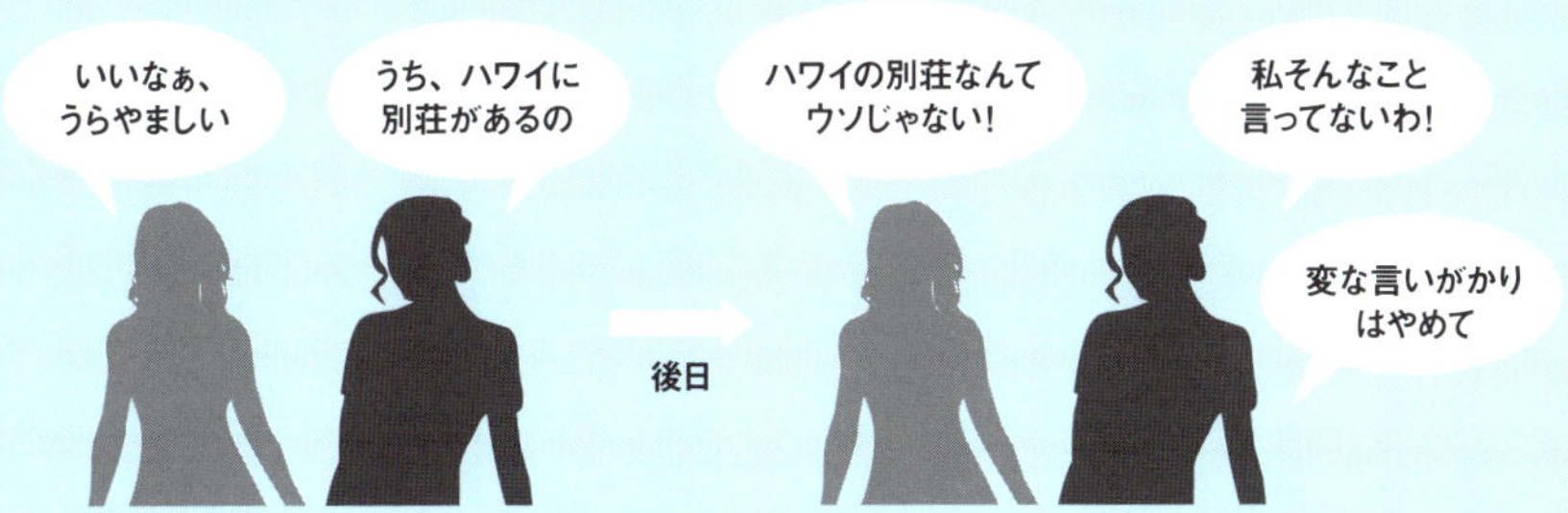
いいなぁ、
うらやましい
うち、ハワイに
別荘があるの
後日
ハワイの別荘なんて
ウソじゃない!
私そんなこと
言ってないわ!
変な言いがかり
はやめて

秘密の共有

サイコパスはターゲットの同情心や好奇心を利用して「ある秘密」を共有させることで連帯意識を植えつけ、徐々に断りづらい状況、関係性へと追い込んでいく。

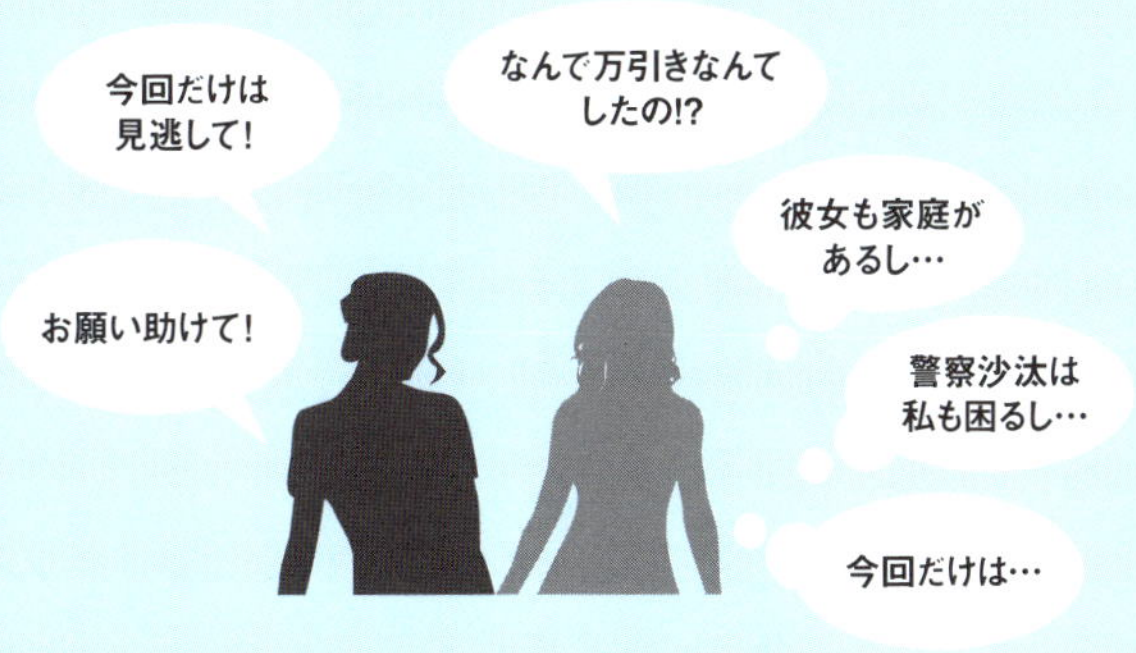
今回だけは
見逃して!
お願い助けて!
なんで万引きなんて
したの!?
彼女も家庭が
あるし…
警察沙汰は
私も困るし…
今回だけは…

小さな悪事でも協力しない

サイコパスの餌食にされないためには、たとえ些細なことでも反社会的な行為、行動には絶対に協力しないこと。どうしても断れないときは「これが最初で最後」と強い意思表示をして、以後は積極的に関係を断つのが最善の策である。

サイコパスの悪事に巻き込まれないために

- 反社会的な行為、行動には協力しない
- 目的が不明瞭な誘いは断る
- 判断に迷ったら関わりを断つ
- 相手の心配より、自分や家族の安全を優先
- 仏の顔は「一度だけ」

サイコパスから自分と家族を守る

サイコパスを近づけないためのルール作り

ルールを作ってサイコパス対策

多くの人はサイコパスが身近にいても存在に気がつかず、被害に遭ってはじめて本性を知るケースがほとんどです。ここまでそうしたサイコパスとの付き合い方や被害を免《まぬが》れる方法について紹介してきましたが、本章のまとめとしてサイコパスを近づけないルール作りを紹介しておきます。

人と人との関係は、お互いの性格や立場の違い、知り合ってからの期間や距離感、さらには容姿の好みや利害関係といった要素も影響するため、機械的に取捨選択するのが困難です。その曖昧さがサイコパスとの関わりを絶てない原因でもあります。そこで提案したいのが、**一定のルールに基づいた「人間関係の断捨離《だんしゃり》」**です。

人間関係の断捨離

「断捨離」とは、いらないものを捨てて生活に調和をもたらそうという考え方。これはサイコパス対策にも役立ちます。自分が被害者になった気持ちで**「これ以上は許せない」という防衛ラインを決め、その一線を越えた相手は例外なく関係を断ち、被害を最小限に抑える**。これが人間関係における「断捨離」です。頻繁にウソをつく人やその場にいない人の悪口ばかり言う人、不貞の噂が絶えない人などはサイコパスの疑いが強いので積極的に切り捨てるべきでしょう。自分の中での防衛ラインがつねに明確であれば、単純に関係を切れない相手であっても付き合い方や距離感を変えるなどの防御策を講じることが可能というわけです。

「人間関係の断捨離」とは

自分と家族を守る最低限度の防衛ラインを決め、それを踏み越えた相手とは以後の関係を断つ、人間関係の整理術。簡単に切り捨てられない相手でも、できるだけ距離を置くなどの判断を下す指標となる。

サイコパスからの「防衛ライン」の例

・自分や家族に関するデマを広める

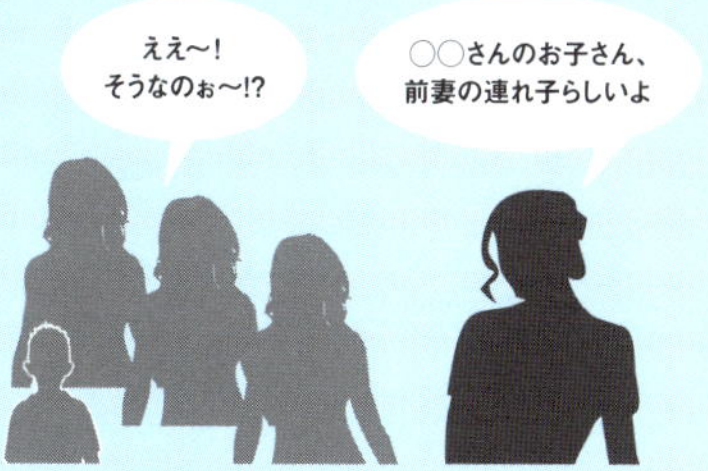
ええ〜!
そうなのぉ〜!?
○○さんのお子さん、
前妻の連れ子らしいよ

・約束を守らない

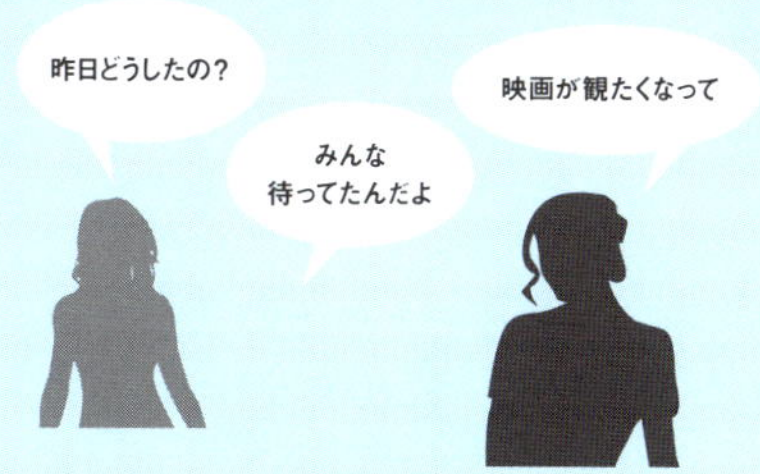
昨日どうしたの?
みんな
待ってたんだよ
映画が観たくなって

・いじめへの加担を強要

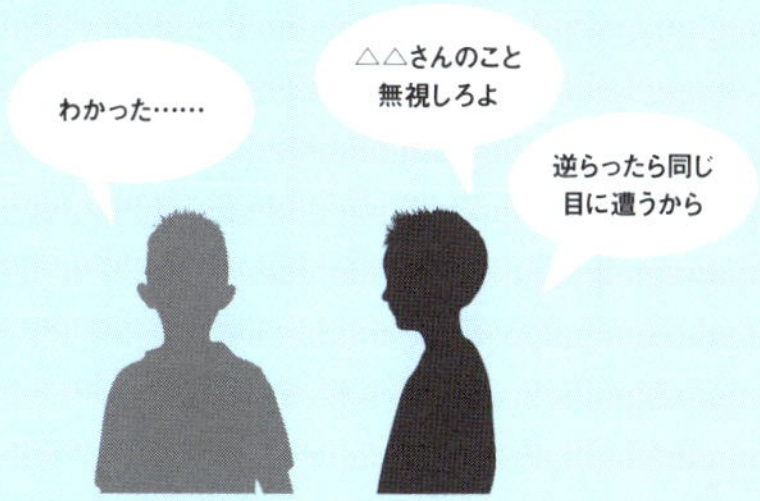
わかった……
△△さんのこと
無視しろよ
逆らったら同じ
目に遭うから

・勝手に人の物を使う、盗む

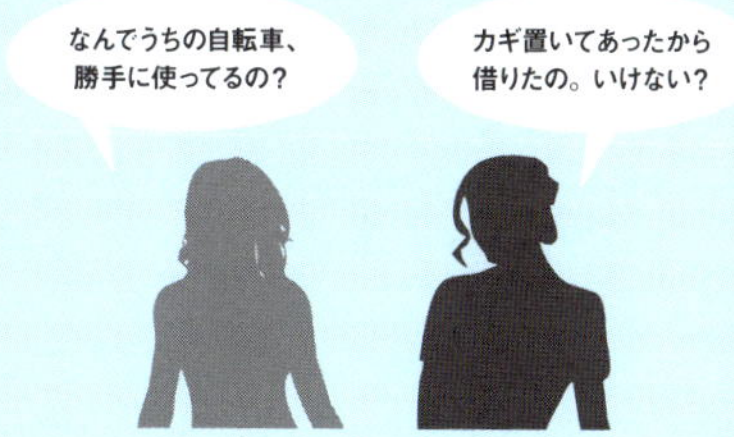
なんでうちの自転車、
勝手に使ってるの?
カギ置いてあったから
借りたの。いけない?

・頻繁に金銭トラブルを起こす

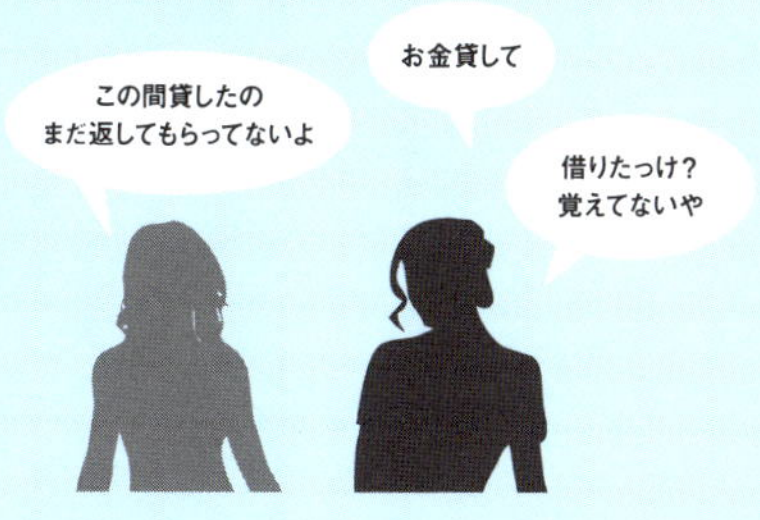
この間貸したの
まだ返してもらってないよ
お金貸して
借りたっけ?
覚えてないや

・突然キレて攻撃的になる

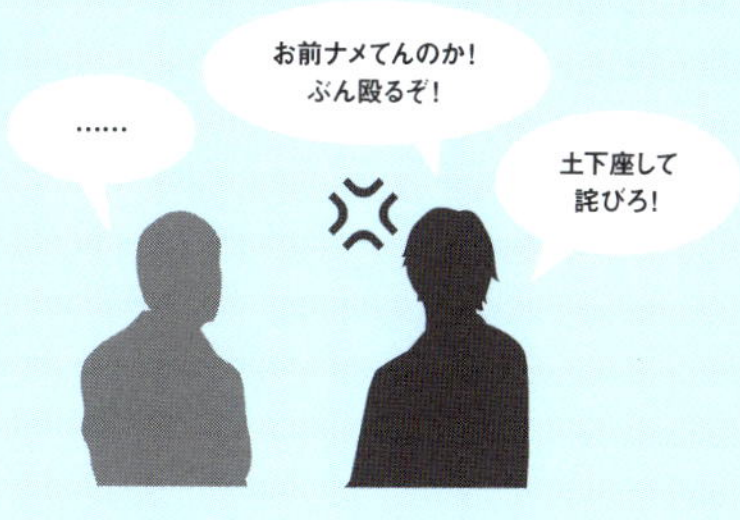
……
お前ナメてんのか!
ぶん殴るぞ!
土下座して
詫びろ!

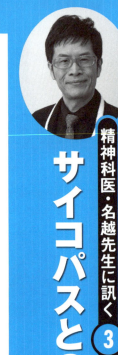

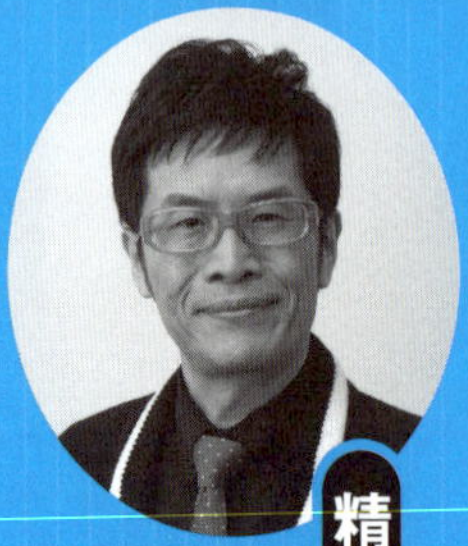

精神科医・名越先生に訊く 3 サイコパスとの付き合い方

サイコパスへの対処法

サイコパスとの付き合い方ですが、反社会性サイコパスであれば、「関わらない」「縁を切る」の一言です。向社会性サイコパスの場合なら、あくまでも対等の位置にいる、対等な立場を守る、部下にも上司にもならない、お金の貸し借りをしない、というところでしょうか。

とくにお金の貸し借りは厳禁です。サイコパスにいいようにコントロールされる可能性が高く、貸したお金が返ってこないどころか、儲け話を持ち込まれてどんどんお金を出させられるのがオチでしょう。最初に貸したお金よりも、そっちのほうがもっと怖いと思います。

それでも、環境によっては身内に向社会性サイコパスがいて、付き合わざるをえないという人もいるでしょう。身内というのは家族や親戚のほか、上司や同僚、部下など、いわゆる大きな意味での社会的な身内も含まれます。こうした切っても切れない関係のなかに、サイコパスがいる場合、もしも明確なパワハラがあるならば早急な対策が必要です。

明確なパワハラとは、たとえば、大声を出して怒鳴り、その内容が人格を攻撃するようなことや明らかな八つ当たり。小さなミスをあげつらっていつの間にか過剰な興奮状態で怒鳴りまくっているとか、そうではなくても洗脳的な人格攻撃をくりかえすとか、そういうことです。

また、別のアプローチとして、冷静に相手の失敗を反省するように誘導するなど、心理的に操作してくることもあります。自分が心理的に弱いものを持っていて、サイコパスが感じ取ってしまうこともあるとは思いますが、客観的な事実としてみればこれもわかると思います。

もし、こういうことが恒常的に起こっているようなら、ボクは転職すべきだと思います。なぜかというと、トラウマになってしまうと、将来的に自分が社会的な機能、心の機能を損なってしまう可能性があるからです。

以前、こんなことがありました。ある一流会社に勤めるかたとお会いしたとき、その人がボクの話を聞いてやたら面白がって笑うんです。それで「もう一軒行きましょう」となったんですが、そこで突然、自分は辛かったと話し始めたんです。

内容を聞いたら、彼の前の上司が完全にサイコパスでした。もちろん、彼は上司がサイコパスだということは知らなかったんですが、会社に行くときに手が震えている、奥さんが心配して「会社に相談して配置換えしてもらったら」と助言するくらいの状況。でも、本人はそんなことはいまさらできないと言ったそうです。ここまで土下座した頭を踏みつけられるようなことがなんべんもあって、人の前で恥をかかされ、怒鳴りつけられても我慢してきたんですから、わからなくはありません。それでも、なんとか進めていた大きなプロジェクトが終わり、報告書も書いてやれやれとなったとき、「おまえみたいな使えないやつを部下に持って本当に俺は苦労した」と説教が始まる。そのとき、彼は殺したいくらいの怒りがこみ上げてきて、ようやくこの人は正常じゃないと思ったというんです。それで、さらに不幸なことに彼はとてもまともな人なのに、自分の部下に対して似たような態度を取りそうになったことがあったそうです。もし、彼の心にある種の障がいが起こっていたとすれば、その上司から虐待を受けたことがひとつの要因でしょう。彼は部下といっしょに飲みに行ってわいわい騒ぐことはやっていたようなんですが、もしかすると彼の元で何人かがストレスにさらされているかもしれません。本当に不幸な話で、よく虐待が連鎖するといいますが、まさにそれのような気がします。自分が上司にやられたのとつい同じ方法で部下をいたぶる、罵倒する、人格を攻撃する、さらには部下の成果を横取りする、異常なほどにこき使うなどの可能性があります。もしパワハラを受けていて、寝られない、朝から気が重い、会議前に汗がでるといった症状が出ているならば、今すぐ転職を考えるか、配置転換を願い出るなどの行動を起こしたほうがよいことは事実です。

配置転換まで何年か耐えて、ようやく開放された瞬間、うつ病になっていたりとか、身体的な疾患になっていたりとか、パニック障がいになっていたりという可能性もあります。そこから治癒するのに何年もかかったり、場合によっては一生を棒に振る可能性すらある。そういう上司や家族からいつもストレスにさらされている人は、パンチドランカー的に鈍感になってしまっているので、客観的に判断しなければなりません。

そういうときはカウンセリングを受けるとか、経験豊富な同僚とか先輩とか、自分の秘密を保持してくれる人に客観的に判断してもらうということが大事になるんです。この本にあるサイコパスの判定基準ももちろん使ってください。「こんな人もサイコパスの可能性があるんだ」ということを知るだけでも価値はあります。

もし家族がサイコパスだったら

最後に、家族にサイコパスがいる場合、家族は共感性のなさにものすごく傷つきます。たとえば、子どもが風邪を引いて苦しがっているときに、「なんでそうなるの？」「ところで晩ごはんまだ？」「早く病院連れて行けば？」など、ひどく冷淡なことを言います。情緒的な共感ができないのですから、動揺したり、心配したり、優しい言葉を掛けたりということが全然できないわけです。本人はなにが悪いのかわかりませんから、とがめるだけ無駄なのです。

そんなときの対応策として、まずは共感できない人なんだと割り切ることが大事です。これができないと、身内だからと自然に期待してしまい、事あるごとに傷つきショックを受け、消耗してしまいます。日本は「察する」文化ですから、それができていないと「なんて冷たいヤツなんだ」と毎回怒りがこみ上げてきます。そこを「この人はそこは障がいがあるんだ」「言えばやってくれるんならそれでいい」「それで許そう」と共感性の欠如を大目に見ることが大事です。行動してもらうために自分からして欲しいことをちゃんと伝える、察してもらおうとしない。これをつねに意識しておくことで、ちょっとはストレスが減ると思います。

もし、子供がそのようなケースに当てはまっている場合は、「なんでそんなこともわからないの！」と怒るのではなく、「この場合はこういうふうに行動するんだよ」「この場合に相手はこう考えるんだよ」と具体的な対応の仕方、言葉使いを手取り足取り教えてあげることが大事です。我慢強く愛情を持って指導し続けることで、サイコパシーの要素がある子供の心を傷つけることなく、社会に適応できる道に向かわせられると考えます。

心理学者ケヴィン・ダットン氏による

あなたのサイコパス度診断

Q 以下の質問に対し、0〜3点の範囲で回答し、合計点を算出してください。

3点：完全に当てはまる	2点：まあまあ当てはまる
1点：あまり当てはまらない	0点：まったく当てはまらない

- 事前に計画することはほとんどない、行き当たりばったりのタイプである。
- バレなければパートナー以外の人と浮気をしてもよい。
- もっと楽しい予定が入った場合、以前からの約束をキャンセルしてもよい。
- 動物が傷ついていたり、痛がっていたりするのを見ても気にならない。
- 車の高速運転やジェットコースター、スカイダイビングに興味をひかれる。
- 自分のほしい物を手に入れるためなら、他人を踏み台にしても構わない。
- 自分は説得力があり、他の人々を思うとおりに動かす才能がある。
- 決断を下すのが早く、危険な仕事にも向いている。
- 他の人がプレッシャーに押し潰されそうな状況でも自分は耐えられる。
- もし自分が誰かをだましても、それはだまされる側が悪いと思う。
- 物事が間違った方向に進む場合、その原因の多くは自分以外の人にある。

サイコパス度の判定

合計点が11点以下	サイコパス的傾向は見られません
12〜17点	サイコパス度は低めです
18〜22点	サイコパス度は平均並みです
23〜28点	サイコパス度は高めです
29点以上	サイコパスの疑いが非常に高いです

◎サイコパス・セルフチェック判定結果◎

A1	一般回答例	押入れや物置など身を隠せる場所。
	サイコパス	ドアの裏。確実に相手の背後を取れるから。
A2	一般回答例	もう持っている。他にほしいものがあった。
	サイコパス	男の子には足がないから。
A3	一般回答例	野生動物や落ち葉。気のせいという人も。
	サイコパス	人、犬。無意識に追われていることを警戒。
A4	一般回答例	思いついた色を適当に答える。
	サイコパス	無色、透明。無意識に毒などの混入を警戒。
A5	一般回答例	新たな恋の始まりに前夫の息子は邪魔だから。
	サイコパス	息子の葬儀で再びその男性に会えるから。
A6	一般回答例	顔を見られた。子供やペットが騒ぐのを防ぐ。
	サイコパス	あの世で再会させてやろうと思った。
A7	一般回答例	誰かひとりを選ぶ。
	サイコパス	友人に車を貸し、老人を乗せる（自分が残り美少女を襲うため）。
A8	一般回答例	自分への当て付けと思った。浮気を疑った。
	サイコパス	彼の暴力から親友を守るため。
A9	一般回答例	次はお前を殺すと言っている。
	サイコパス	あなた（目撃者）のいる階を数えている。
A10	一般回答例	残りの家族が帰ってきたら殺すため。
	サイコパス	一家団欒の様子を楽しむため。
A11	一般回答例	金がなかった。安物で十分と思った。
	サイコパス	切れ味がいいと相手が簡単に死んでしまうから。
A12	一般回答例	拾った猫の愛らしい様子など。
	サイコパス	拾った猫にケガを負わせ、見る人の同情を引く。

※診断・判定結果については傾向から分析したもので、この結果がすべて「サイコパス」だと認定できるものではありません。

監修者紹介

名越康文（なこし　やすふみ）

精神科医。専門は思春期精神医学、精神療法。奈良県生まれ。大阪府立中宮病院（現：大阪府立精神医療センター）にて精神科緊急救急病棟の設立、責任者を経て、99年同病院を退職。引き続き臨床に携わる一方で、テレビ・コメンテーター、雑誌連載、映画評論、漫画分析などさまざまなメディアで活動している。
オフィシャルブログ http://nakoshiyasufumi.net/

参考文献

『サイコパス』中野信子著（文藝春秋）
『良心をもたない人たち』マーサ・スタウト著・木村博江 訳（草思社）
『サイコパス　秘められた能力』ケヴィン・ダットン著・小林由香利 訳（NHK出版）
『日経サイエンス2013　02月号』（日本経済新聞出版社）
『他人の心理学』渋谷昌三著（西東社）
そのほか、多くの書籍、Webサイトを参考にさせていただいております。

STAFF

編集	株式会社ライブ（齊藤秀夫／畠山欣文）
執筆	青木聡（An-EDITOR.）／小日向淳／横井顕
装丁	BOOLAB.
本文デザイン	寒水久美子
図版作成	内田睦美
DTP	株式会社ライブ

あなたの近くの危険な人物！［図解］サイコパスの話

2017年 9 月10日　第 1 刷発行
2024年 7 月20日　第12刷発行

監修者　名越康文
発行者　竹村　響
印刷所　TOPPANクロレ株式会社
製本所　TOPPANクロレ株式会社
発行所　株式会社日本文芸社
〒100-0003　東京都千代田区一ツ橋1-1-1　パレスサイドビル8F

Printed in Japan 112170830-112240704Ⓝ12　（409098）
ISBN978-4-537-26172-1
（編集担当：坂）

乱丁・落丁などの不良品、内容に関するお問い合わせは
小社ウェブサイトお問い合わせフォームまでお願いいたします。
ウェブサイト　https://www.nihonbungeisha.co.jp/